医学遗传学实验与学习指导

YIXUE YICHUANXUE SHIYAN
YU XUEXI ZHIDAO

主编
杜少陵　徐思斌

编委（以姓氏笔画为序）
朱晓蕾　杨建课
汪　萍　林爱琴
赵跃华　宫　磊
黄顺国

中国科学技术大学出版社

内 容 简 介

医学遗传学是医学和遗传学相结合的一门边缘学科,它运用遗传学的理论和方法研究人类遗传病的发生机制、传递规律,探索遗传病的诊断、治疗及预防手段。

本书是《医学遗传学》的配套辅导教材。编写本书的目的是帮助学生梳理、归纳和总结所学的知识,以求提高教学效果,便于学生自学,并为学习医学专业的后续课程打下牢固的基础。

图书在版编目(CIP)数据

医学遗传学实验与学习指导/杜少陵,徐思斌主编. ——合肥:中国科学技术大学出版社,2012.1(2025.1重印)
ISBN 978-7-312-02984-4

Ⅰ.医… Ⅱ.①杜… ②徐… Ⅲ.医学遗传学—实验—医学院校—教学参考资料 Ⅳ.R394-33

中国版本图书馆 CIP 数据核字(2012)第 006902 号

出版	中国科学技术大学出版社 安徽省合肥市金寨路 96 号,邮编:230026 http://press.ustc.edu.cn https://zgkxjsdxcbs.tmall.com
印刷	合肥市宏基印刷有限公司
发行	中国科学技术大学出版社
经销	全国新华书店
开本	710 mm×960 mm 1/16
印张	11.25
字数	220 千
版次	2012 年 1 月第 1 版
印次	2025 年 1 月第 5 次印刷
定价	20.00 元

前　　言

　　医学遗传学是医学和遗传学相结合的一门边缘学科，它运用遗传学的理论和方法研究人类遗传病的发生机制、传递规律，探索遗传病的诊断、治疗及预防手段。医学遗传学又是一门依赖于实验技术的基础与临床密切结合的桥梁学科，因此，实验课也应该是医学遗传学教学的重要组成部分。

　　为适应医学遗传学的发展及教学的需要，配合普通高等教育"十一五"国家级规划教材《医学遗传学》（第5版）的教学及学习，我们根据多年的教学经验及我校的实际教学情况编写了这本《医学遗传学实验与学习指导》。本书分三个部分：实验部分，遗传咨询案例分析部分，学习指导及复习思考题部分。实验部分是向学生提供一个学习这一领域中有关实验技术的机会，也可以训练他们的观察、记录、分析、判断、推理等能力。遗传咨询案例分析是我们结合案例进行主体易位教学的一种尝试，我们力图通过这种方式的教学，来训练学生对遗传病处理的临床能力、清晰而富有逻辑地将结果表达出来的能力，提高其综合分析和解决问题的能力。本书是《医学遗传学》的配套辅导教材，根据其各章节内容，结合我们的教学实际，就有了本书的第三部分——学习指导及复习思考题部分，其目的是帮助学生梳理、归纳和总结所学的知识，以求提高教学效果，便于学生自学，并为学习医学专业的后续课程打下牢固的基础。

　　参与本书编写的人员都是长期在第一线从事教学的教师。随着医学遗传学的飞速发展，有些问题过去认为正确，现在可能被证明是不完善的，因此在使用本学习指导时不要完全拘泥于参考答案。

　　由于编者水平有限，书中难免存在不妥之处，敬请读者批评指正。

作　者
2011年12月

第 一 部 分

医学遗传学实验指导

实验一　动物骨髓细胞染色体的制备和观察

一、实验目的

1. 掌握动物骨髓细胞染色体直接制备的方法。
2. 了解几种实验动物的染色体数目和形态特征。

二、实验原理

细胞分裂中期染色体表现出典型形态,而中期染色体的获得,必须要采取特殊的技术方法,从发生有丝分裂的组织和细胞悬液中得到。骨髓细胞数量多,分裂旺盛,不需要体外培养和无菌操作,易于取材。用秋水仙素处理,可使一部分骨髓细胞停留在细胞分裂中期;低渗处理则使骨髓细胞胀大,这样得到的染色体标本更分散、更清楚,便于观察和计数。

三、实验用品

1. 器材

显微镜、解剖剪、镊子、培养皿、毛细吸管、刻度离心管、特种铅笔、预冷洁净的载玻片、擦镜纸、天平、离心机、恒温水浴箱、解剖盘、试管架、滴片、木盘、吹风机、小白鼠、家兔、黑斑蛙染色体标本。

2. 试剂

秋水仙素溶液、低渗液、甲醇、冰醋酸、Giemsa 染液、香柏油、二甲苯。

四、实验步骤

1. 秋水仙素处理

实验前 4～6 小时给小鼠腹腔注射秋水仙素(每克体重注射 2～4 μg)。

2. 取股骨

用颈椎脱臼法处死小鼠,剪开小鼠后肢大腿皮肤、肌肉,暴露股骨两端关节,分离股骨,除去肌肉和肌腱,洗净。

3. 收集细胞

在培养皿内将股骨剪碎,暴露骨髓,加 4～5 mL 的低渗液,用吸管反复吸打至混浊,将制成的细胞悬液移入离心管。

4. 低渗处理

加入低渗液(0.075 mol/L 氯化钾溶液)至 4.5 mL,用吸管打匀,将离心管写上标记,置于 37 ℃恒温水浴箱中低渗 20 分钟。

5. 预固定和离心

加新配制的固定液(甲醇∶冰醋酸为 3∶1)至 5 mL,用吸管打匀,平衡重量,1 500 r/min 离心 8 分钟。

6. 固定和离心

弃上清液,加固定液至 5 mL,用吸管轻轻打匀,室温下固定 15 分钟,离心 8 分钟。重复上述步骤(步骤 1～5)1 次。

7. 细胞悬液制备

弃上清液,加 0.2 mL 固定液,打匀制成细胞悬液。

8. 滴片

将冰水预冷的洁净载玻片斜置于滴片木盘上,从 20～30 cm 高度滴 2～3 滴细胞悬液,用吹风机微热吹干,将玻片标本注上标记。

9. 染色

将玻片标本放在 Giemsa 染液中染色 8 分钟后,用自来水轻轻冲洗,吹干镜检。

五、几种实验动物染色体的观察

将染色体标本放在低倍镜下作全面观察,可以看见许多大小不等被染成紫红色呈圆形的间期细胞核及分散在它们之间的中期分裂相。选取染色体形态良好、分散适中的分裂相,移至视野中央,转换高倍镜观察;再在标本载玻片上滴 1 滴香柏油,转换油镜进行观察。

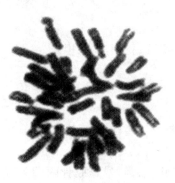

图 1-1　小白鼠染色体

(1) 小白鼠染色体($2n=40$):细胞中全部为近端着丝粒染色体(如图 1-1 所示)。

(2) 大白鼠染色体($2n=42$):细胞中染色体形态分中央、亚中、近端着丝粒染色体三种类型。

(3) 家兔染色体($2n=44$):细胞中染色体形态分中央、亚中、近端着丝粒染色体三种类型。

(4) 黑斑蛙染色体($2n=26$):细胞中染色体形态分中央、亚中、近端着丝粒染色体三种类型(如图 1-2 所示)。

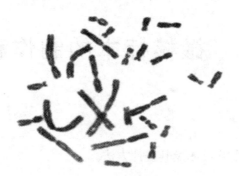

图 1-2 黑斑蛙染色体

六、实验作业

写出本次实验报告,内容包括方法步骤、实验结果及分析讨论。

七、思考题

1. 实验前若未给小鼠注射秋水仙素,所制备的染色体标本会出现什么情况?
2. 在染色体制备中低渗不足或低渗过度会出现什么问题?

八、实验资料

1. 秋水仙素溶液的配制

取秋水仙素 5 mg,加入 5 mL 无菌的等渗氯化钠溶液,即成 1 mg/mL 秋水仙素溶液,置于 4 ℃ 冰箱中避光保存备用。使用时可用等渗氯化钠溶液稀释。

2. Giemsa 染液的配制

Giemsa 粉 1 g,甘油 66 mL,甲醇 66 mL,先将 Giemsa 粉溶于少量甘油中,用研钵研磨成匀浆,再慢慢加入甘油研磨至 66 mL。放于 60 ℃ 温箱中 2 小时,冷却后取出并将甲醇加入混匀,经滤纸过滤,即配成原液,放置于棕色瓶中密封保存备用。使用时现配 Giemsa 工作液,即取 Giemsa 原液 1 mL,加入 10 mL pH 6.8 磷酸缓冲液,用吸管打匀后即成。

(林爱琴,赵跃华)

实验二　微核标本的制作和观察

一、实验目的

掌握微核标本的制作技术及其统计方法。

二、实验原理

微核是指存在于细胞主核之外，游离于细胞质中的一种颗粒，大小相当于细胞直径的 1/20～1/5，呈圆形或椭圆形，其染色与细胞核一致，在间期细胞中可出现一个或多个。现已证实微核是由染色单体或染色体的无着丝粒断片，或因纺锤丝受损伤而丢失的整个染色体所形成的产物，在细胞分裂后期，不受纺锤丝的牵引而滞留在赤道板附近，不能随其他染色体移向两极参与两个细胞核的形成，结果在细胞质中独自形成微核。研究证实微核与主核一样都是由 DNA 物质组成。微核率的大小和诱变剂的剂量呈正相关，可根据细胞的微核率来判断某些理化因子对染色体的损伤程度以及对遗传物质致畸效应的大小。小鼠骨髓嗜多染红细胞微核实验是经典标准的筛选环境诱变剂和化学致癌物的测定方法，方法快速、简便，技术易于掌握。

三、实验材料

1. 器材

注射器、烧杯、玻璃珠、载玻片、毛细吸管、染色缸、显微镜。

2. 试剂

明胶、瑞氏染液。

四、实验步骤

1. 动物处理

根据不同的毒物选择不同的染毒途径，以丝裂霉素 C 为例，一般常用腹腔注射，染毒剂量 10 mg/kg，设阴性对照，用生理盐水代替丝裂霉素 C 注射，染毒时间一般选在取样前 4 天左右，染毒 2～3 次，间隔 24 小时注射一次，第 5 天取样。

2. 骨髓细胞收集

用颈椎脱臼法处死处理好的小鼠，取出股骨用纱布剔除肌肉后放置于培养皿中,用生理盐水清洗后,将股骨剪碎,用吸管吹打均匀后移入离心管,1 000 r/min离心10分钟,弃去多余的上清液,留下约0.5 mL与沉淀物混匀后,滴一滴在清洁的载玻片上,推片。

3. 固定

将晾干的骨髓片放入玻璃染色缸,用甲醇溶液固定15分钟,取出晾干。

4. 染色

在固定晾干的骨髓片上滴上新鲜配置的Giemsa工作液(Giemsa原液与pH 6.8磷酸缓冲液1∶9混合),均匀分布,染色15~20分钟,流水冲洗,晾干。

五、结果与观察

先在低倍镜下进行观察,选择分布均匀、染色较好的区域,再在油镜下按一定顺序进行微核的观察计数。嗜多染红细胞(Polychromatic,PCE)呈灰蓝色,正常成熟的红细胞为橘黄色。PCE中的微核嗜色性和折光性与核质一致,呈紫红色或蓝紫色,典型的微核呈圆形,边缘光滑整齐,也可见椭圆形、肾形等不同的形状(如图1-3所示)。PCE中微核的数目多数为1个,也可出现2个或2个以上,此时仍按1个有微核的PCE计算。计数200个细胞中PCE与正常红细胞的比值,并计数1 000个PCE中含微核的PCE数。

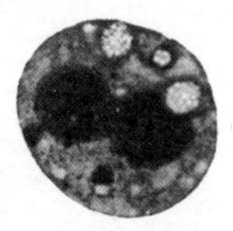

图1-3 嗜多染红细胞中的微核

六、注意事项

微核可以出现在多种细胞中,但在有核细胞中较难与正常核的分叶及核突出物等相区别。由于红细胞在成熟之前最后一次分离后数小时可将主核排出,而仍保留微核于PCE中,因此通常计数PCE中的微核。

七、实验作业

写出本次实验报告,含原理、方法、结果和讨论。

八、思考题

1. 本实验为何选取骨髓标本以及为何选择计数 PCE 中的微核?
2. 观察 PCE 中微核时应注意的事项有哪些?判断 PCE 中微核的标准是什么?
3. 计数正常对照小白鼠和染毒处理的小白鼠 PCE 中微核的出现率,并比较两者微核出现率差异有无显著性意义?

(赵跃华,林爱琴)

实验三　人类外周血淋巴细胞的培养及染色体标本制备技术

一、实验目的

1. 熟悉人体外周血淋巴细胞培养的方法和步骤。
2. 掌握人体外周血淋巴细胞染色体标本制备的方法。
3. 训练在显微镜下观察分析染色体的能力。

二、实验原理

在人类染色体研究中,外周血是运用最多的材料。外周血中的淋巴细胞在体外培养时因受植物血凝素(PHA)的刺激转化成能进入有丝分裂的幼细胞,以纺锤体抑制剂秋水仙素作用于细胞,使其停滞于分裂中期,从而可制备出处于有丝分裂中期的染色体标本。

三、实验用品

1. 器材

超净工作台(或无菌操作室)、37 ℃恒温培养箱、电冰箱、鼓风干燥机、恒温水浴锅、离心机、高压消毒锅、分析天平、显微镜、显微照相设备、培养瓶(15～25 mL)或10 mL 青霉素瓶、5 mL 消毒注射器(7 号消毒注射针头)、棉签、止血带、10 mL 刻度离心管、毛细管和滴头、试管架、煤气灯、粗天平、50 mL 注射器、长注射针头、烧杯、量筒、载玻片、pH 试纸等。

2. 试剂

肝素(500 IU/mL)、秋水仙素溶液(50 μg/mL)、RPMI 1640、小牛血清、青霉素、链霉素、5%碳酸氢钠、植物血凝素(PHA)、0.075 mol/L 氯化钾溶液、甲醇、冰醋酸、Giemsa 原液、双蒸水、生理盐水等。

四、实验方法和步骤

1. 细胞生长培养液的组合与分装

细胞生长培养液 RPMI 1640,90%;小牛血清,10%;青霉素,100 IU/mL;链霉素,100 IU/mL。

用 5 mol/L 碳酸氢钠溶液(或 0.1 mol/L 盐酸溶液)调节培养液的 pH 至 7.2～7.4。在每个培养瓶(10 mL 的链霉素瓶)中盛有已校正好酸碱度的培养液 5 mL,冰冻保存。临用时在 37 ℃温箱融化。在加入静脉血前先加入植物血凝素(PHA)液 0.2～0.4 mL(以上药品配制后,均需灭菌,组合时要在超净工作台内或无菌操作室进行)。

2. 培养及细胞学操作

(1) 采血:用 5 mL 的消毒注射器抽取 0.2～0.3 mL 的 500 IU/mL 肝素;用含有肝素的消毒注射器抽取静脉血 3 mL(上下混匀);立即将注射针直接穿过培养瓶的橡胶塞,向 5 mL 培养液中注入 20 滴全血(7 号针头),使每瓶全血量为 0.3～0.5 mL;摇匀培养物后,静置于 37 ℃恒温培养箱中。

(2) 秋水仙素处理:在培养 66～70 小时后,加入浓度为 50 μg/mL 的秋水仙素溶液。用 1 mL 注射器,4 号注射针头吸取秋水仙素溶液向 5 mL 全血培养液内垂直向下滴 1 滴,混匀,继续放入 37 ℃恒温培养箱内培养 3 小时。

(3) 收集细胞:将培养物混匀吸至锥形刻度离心管内(两瓶培养物放入 1 只刻度离心管内),1 200 r/min 离心 8～10 分钟。

(4) 低渗处理:吸去上清液,放入 37 ℃恒温箱预温的 0.075 mol/L 氯化钾溶液 8 mL,用滴管混匀,置室温 10～15 分钟。

(5) 预固定:在低渗后,即加入 1 mL 固定液(甲醇:冰醋酸=3:1)混匀,离心 8～10 分钟。

(6) 固定:吸去上清液,加入 8 mL 固定液(甲醇:冰醋酸=3:1,需新鲜配制),混匀后静置 30 分钟以上或过夜。

(7) 再固定:加入 8 mL 固定液,用吸管吹打均匀,静置 30 分钟以上或过夜;再次离心 8～10 分钟,去上清液,视细胞数量多少而加适量固定液制成细胞悬液。

(8) 制片:在进行染色体制片前预先将清洁载玻片放入盛有蒸馏水的小搪瓷盆中在 4 ℃冰箱内存放数小时(4 小时以上)即为冰片。用吸管吸取混匀的细胞悬液在离冰片约 15 cm 距离处进行滴片,每片约滴细胞悬液 2～3 滴,随即吹气,用火焰烘干。

(9) 染色:标本用 1:10 的 Giemsa 染液(pH 为 7.4 的磷酸缓冲液配制),染色 10 分钟;用自来水冲净,干后镜检。

(10) 观察:将制片置于低倍镜下观察,选择染色体分散好、无胞浆背景的中期相,然后换高倍油镜观察染色体形态,在镜下进行计数、分组和性别鉴定,并在镜下准确区分 1,2,3,16,17,18 六对染色体。

五、注意事项

1. 秋水仙素溶液浓度和处理时间

一般最终浓度以每毫升培养液 0.1~0.2 μg 为宜,作用时间为 3~5 小时。秋水仙素溶液的浓度与处理时间有一定的关系,如果处理时间太短,则标本中的分裂细胞就少;相反,如果处理时间太长,则标本中分裂细胞虽多,但其染色体缩得太短,以致形态特征模糊。

2. 培养温度

培养温度应严格控制在 37℃±0.5℃。

3. 低渗

这一步骤极为重要,关系到染色体分散的好坏,因此,低渗液浓度与低渗的时间应掌握适当。

4. 离心机速度

离心机最好用水平式的,速度不宜过快。速度太快细胞团不易打散,反之分裂相易丢失。固定液应在临用时新鲜配制,固定一定要彻底、均匀,若打散不够,则细胞在玻片上易集结。

5. 细胞悬液

细胞悬液吹打时若用力过猛,细胞易破碎,以致染色体数目不完整。

6. 玻璃器皿

玻璃器皿一定要十分干净、无酸,所用试剂以分析纯为好。

7. 滴片注意事项

滴片前要把冰片甩干,滴片时动作要快。

六、实验作业

写出本次实验报告,包括实验原理、方法步骤、结果和讨论。

七、思考题

1. PHA、秋水仙素在外周血淋巴细胞培养中的作用是什么?
2. 低渗、固定对染色体制备有什么影响?

(朱晓蕾,徐思斌)

实验四　人类 G 显带染色体标本制备和核型分析

一、实验目的

1. 熟悉人类外周血淋巴细胞的培养方法及染色体标本的制备方法。
2. 掌握 G 显带核型的分析方法。

二、实验原理

染色体是在显微镜下可见细胞有丝分裂过程中出现的结构,因此,必须获得染色体标本才能进行检查分析。通常情况下,都是利用外周血淋巴细胞进行核型分析。利用外周血制备的染色体标本经胰蛋白酶消化、Giemsa 染色后,可在染色体纵轴上显示出着色深、浅相间的横纹——带,染色带的数目、部位、宽窄和着色深浅均具有相对稳定性,所以每一条染色体都有固定的分带模式,即称带型。染色体带型是鉴别染色体的重要依据。G 带即吉姆萨带,是将处于分裂中期的细胞经胰酶或碱、热、尿素等处理后,再经吉姆萨染料染色后所呈现的区带,是目前被广泛应用的一种带型。其特性是显带方法简单恒定,带型稳定,保存时间长。

三、实验材料

1. 器材

剪刀、镊子、胶水、尺子、实验报告纸、人类染色体 G 显带制片、G 显带染色体照片、异常 G 显带染色体照片、人类染色体 G 显带高分辨制片。

2. 试剂

2.5%胰酶溶液(Hanks 液配制)、0.4%酚红、Giemsa 染色液、1 mol/L 盐酸溶液、1 mol/L 氢氧化钠溶液。

四、实验步骤

1. G 显带染色体标本制备

(1) 常规制片后,将标本置 70 ℃烤箱中干烤 2 小时,自然冷却。

(2) 取 2.5%胰酶溶液 5 mL,加入染色缸中,再加入 45 mL 生理盐水,用 1 mol/L

实验四 人类G显带染色体标本制备和核型分析

盐酸溶液或 1 mol/L 氢氧化钠溶液及酚红调节胰酶溶液成紫红色(pH 为 6.8~7.2),置 37 ℃预温。

(3) 将玻片标本放入胰酶溶液中处理 25~60 秒,不断轻轻摇动玻片,使胰酶作用均匀。随着处理标本数量增加,胰酶逐渐消耗,胰酶作用时间逐渐延长。

(4) 取出染色体玻片标本,置于 37 ℃预温的生理盐水中,然后用蒸馏水冲洗玻片(或轻甩,除去多余的胰酶)。

(5) 将玻片标本放入 37 ℃预温的 Giemsa 染液中,染色 5~10 分钟。

(6) 自来水冲洗,吹干。

2. 显微镜观察

按上述步骤操作完成后,将玻片标本放在显微镜下进行观察。

3. 核型分析

(1) 核型剪贴:取G显带染色体照片1张,把正常人G带中期染色体相片中的每一个染色体剪下来,按 ISCN 分组列号,并粘贴于核型分析板上,染色体的剪贴要按照每号染色体的G带特点明确区分各号染色体,并排列在正确的位置上。

(2) 分析核型,写出结论:正常女性 46,XX 或正常男性 46,XY(如图 1-4 所示)。

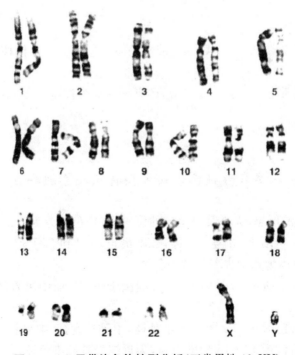

图 1-4 G显带染色体核型分析(正常男性 46,XY)

五、示教

人类 G 显带高分辨染色体的观察：与普通 G 显带染色体相比，高分辨染色体使原来只能在单套染色体为 320 条带的水平上进行的分析提高到能在 550～850 条带甚至更高的水平上进行分析，有助于人们辨别更细微的染色体异常及对结构重排的染色体断裂点进行更精确的定位。

六、注意事项

制备 G 显带染色体标本时，消化时间是显带的关键因素之一。若无把握，可将标本分为 2 段，以不同的时间消化，来寻找最佳消化时间。判断消化时间是否合适的方法是观察镜下细胞的颜色，若细胞呈蓝紫色即表明消化时间过短，细胞趋于白色模糊状态或形似"幻影"即表明消化时间太长，若细胞色泽为桃红色即表明消化时间较适宜。

七、实验作业

正常人类 G 显带染色体核型分析（剪贴，如书后附图所示）。

八、思考题

1. 按 ISCN 分类方法，人类 G 显带染色体与非显带染色体核型分析的主要区别是什么？
2. 染色体显带技术，除了 G 显带，还有哪些显带技术？

九、实验资料

人类各号染色体的带型特点及鉴别要点

根据染色体的形态、大小及着丝粒的位置，将染色体分为 7 组：

A 组染色体：包括 1～3 号染色体，长度最长，1 号和 3 号染色体为中央着丝粒染色体，2 号染色体为亚中央着丝粒染色体。

B 组染色体：包括 4～5 号染色体，长度次于 A 组，亚中央着丝粒染色体，短臂较短。

C 组染色体：包括 6～12 号和 X 染色体，中等长度，亚中央着丝粒染色体。

D 组染色体：包括 13～15 号染色体，为近端着丝粒染色体，并具有随体。

E 组染色体：包括 16～18 号染色体，16 号染色体着丝粒在 3/8 处，为中央着丝粒染色体；17号和18号染色体着丝粒约在1/4处,为亚中央着丝粒染色体。

F组染色体：包括19号和20号染色体,中央着丝粒染色体。

G组染色体：包括21号、22号和Y染色体,是染色体组中最小的,为近端着丝粒的染色体。21号和22号染色体具有随体。

(1) 1号染色体。

短臂：近侧段有2条深带,第2深带稍宽,在处理较好的标本上,远侧段可显出3~4条淡染的深带。

长臂：副缢痕紧贴着丝粒,染色浓。其远侧为一宽的浅带,近中段与远侧段各有2条深带,此中段第2深带染色较浓,中段2条深带稍靠近。

(2) 2号染色体。

短臂：可见4条深带,中段的2条深带稍靠近。

长臂：可见7条深带,第3和第4深带有时融合。

(3) 3号染色体。

两臂近似对称,形似"蝴蝶",为该染色体的独有特征。在长臂与短臂的近中段各具有1条明显的宽的浅带。

短臂：一般在近侧段可见1条较宽的深带,远侧段可见2条深带,其中远侧1条较窄,且着色淡,这是区别3号染色体长、短臂的显著特征。在处理较好的标本上,近侧段的深带可分为2条深带。

长臂：一般在近侧段和远侧段各有1条较宽的深带,在处理较好的标本上,近侧段的深带可分为2条深带,远侧段的深带可分为3条深带。

(4) 4号染色体。

短臂：可见2条深带,近侧深带染色较浅。

长臂：可见均匀分布的4条深带,在处理较好的标本上,远侧段的2条深带可各自分为2条较宽的深带。

(5) 5号染色体。

短臂：可见2条深带,其远侧的深带宽且着色浓。

长臂：近侧段2条深带,染色较淡,有时不明显,中段可见3条深带,染色较浓,有时融合成1条宽的深带,远侧段可见2条深带,近末端的1条着色较浓。

(6) 6号染色体。

短臂：中段有1条明显宽阔的浅带,形如"小白脸",近侧段和远侧段各有1条深带,近侧深带贴着丝粒。

长臂：可见5条深带,近侧1条紧贴着丝粒,远侧末端的1条深带着色较淡。

(7) 7号染色体,着丝粒着色浓。

短臂：有3条深带,中段深带着色较淡,有时不明显,远侧深带着色浓,形似

"井盖"。

长臂：有 3 条明显深带，远侧近末端的 1 条着色较淡，第 2 和第 3 深带稍接近。

(8) 8 号染色体。

短臂：有 2 条深带，中段有 1 条较明显的浅带，这是与 10 号染色体相区别的主要特征。

长臂：可见 3 条分界极不明显的深带。

(9) 9 号染色体，着丝粒着色浓。

短臂：近侧段和中段各有 1 条深带，在处理较好的标本上，中段可见 2 条较窄的深带。

长臂：可见明显的 2 条深带，次缢痕一般不着色，在有些标本上呈现出特有的颈部区。

(10) 10 号染色体，着丝粒着色浓。

短臂：近侧段和近中段各有 1 条深带，在有些标本上近中段可见 2 条深带，但与 8 号染色体短臂比较，其上深带的分界欠清晰。

长臂：可见明显的 3 条深带，远侧段的 2 条深带稍靠近，这是与 8 号染色体相区别的一个主要特征。

(11) 11 号染色体。

短臂：近中段可见 1 条深带，在处理较好的标本上，这条深带可分为 3 条较窄的深带。

长臂：近侧有 1 条深带，紧贴着丝粒。远侧段可见 1 条明显的较宽的深带，这条深带与近侧的深带之间是 1 条宽阔的浅带，这是与 12 号染色体相区别的一个明显的特征。

(12) 12 号染色体。

短臂：中段可见 1 条深带。

长臂：近侧有 1 条深带，紧贴着丝粒，中段有 1 条宽的深带，这条深带与近侧深带之间有 1 条明显的浅带，但与 11 号染色体比较，这条浅带较窄，这是区别 11 号与 12 号染色体的一个主要特征。

(13) X 染色体。

长臂和短臂中段各有 1 条深带，有"一担挑"之名。

短臂：中段有一明显的深带，宛如竹节状。在有些标本上远侧段还可以看见 1 条窄的着色淡的深带。

长臂：可见 3~4 条深带，近中部 1 条最明显。

(14) 13 号染色体。

近端着丝粒和随体，着丝粒区深染。

长臂:可见4条深带,第1、4深带较窄,染色较淡;第2、3深带较宽,染色较浓。

(15) 14号染色体。

近端着丝粒和随体,着丝粒区深染。

长臂:近侧和远侧各有1条较明显的深带。在处理较好的标本上,中段可见1条着色较浅的深带。

(16) 15号染色体。

近端着丝粒和随体,着丝粒区深染。

长臂:中段有一条明显深带;染色较浓,有的标本上近侧段可见1~2条淡染的深带。

(17) 16号染色体。

短臂:中段有1条深带,在处理较好的标本上可看见2条深带。

长臂:近侧段和远侧段各有1条深带。有时远侧段1条不明显,次缢痕着色浓。

(18) 17号染色体。

短臂:有1条深带,紧贴着丝粒。

长臂:远侧段看见1条深带,这条深带与着丝粒之间有1条明显而宽的浅带。

(19) 18号染色体。

短臂:一般为浅带。

长臂:近侧和远侧各有1条明显的深带。

(20) 19号染色体。

中央着丝粒,着丝粒及其周围为深带,其余为浅带。

(21) 20号染色体。

中央着丝粒,着丝粒区浓染。

短臂:有1条明显的深带。

长臂:中段和远侧段可见1~2条染色较淡的深带,有时全为浅带。此染色体有"头重脚轻"之名。

(22) 21号染色体。

有随体,着丝粒区着色淡。其长度比22号短,其长臂上有明显宽的深带。

(23) 22号染色体。

有随体,着丝粒区染色浓。其长度比21号长,在长臂上可见2条深带,近侧的1条着色浓,而且紧贴着丝粒;近中段的1条着色淡,在有的标本上不显现。

(24) Y染色体。

长度变化大,有时整个长臂被染成深带,在处理较好的标本上可见2条深带。

(朱晓蕾,徐思斌)

实验五 姐妹染色单体交换标本的制备和观察

一、实验目的

熟悉姐妹染色单体交换(SCE)标本的制备、观察及计数方法。

二、实验用品

1. 器材

超净工作台、恒温培养箱、恒温水浴箱、冰箱、离心机、显微镜、采血器材、培养瓶、刻度离心管、乳头吸管、试管架、载玻片、托盘天平、干燥烤箱、30 W 紫外灯、染色缸、电吹风。

2. 试剂

RPMI 1640 培养液、小牛血清、5-溴脱氧尿嘧啶核苷(BrdU,200 μg/mL)、秋水仙素(100 μg/mL)、低渗液(0.075 mol/L 氯化钾溶液)、甲醇、冰乙酸、2×SSC、Giemsa 原液。

三、实验原理

染色体复制过程中,同一条染色体中的姐妹染色单体间发生遗传物质的互换,称为姐妹染色单体交换(Sister Chromatial Exchange,SCE)。SCE 主要在 DNA 合成期形成,在 DNA 复制过程中如果进行 DNA 损伤的修复,就有可能发生 SCE。SCE 发生的频率可反映细胞在 S 期的受损程度。

5-溴脱氧尿嘧啶核苷(5-Bromodeoxy-Uridine,BrdU)是脱氧胸腺嘧啶核苷的类似物,在 DNA 复制过程中,可替代胸腺嘧啶脱氧核糖核苷(TdR)而掺入新复制的 DNA 子链中。当细胞生长时培养基中存在 BrdU 时,BrdU 取代胸腺嘧啶脱氧核糖核苷(TdR)掺入复制的 DNA 中。经两个复制周期后,两条姐妹染色单体中的一条是由单股含 BrdU 的 DNA 链所组成,另一条是由双股含 BrdU 的 DNA 链所组成,而这种双股含有 BrdU 的 DNA 链具有螺旋化程度较低的特性,可降低其对某些染色剂的亲和力,用 Giemsa 染色,这种由双股都含有 BrdU 的 DNA 链所组成的单体着色较浅,而由单股含 BrdU 的 DNA 链所组成的单体着色较深。当姐妹染色体间存在同源片段交换时,可根据每条单体存在的着色深浅不一的着色片段加以区分。由于姐妹染色单体的 DNA 序列相同,SCE 并不改变遗传物质的组成,但 SCE 是由于染色体发生断裂和重接而产生的,因此,SCE 显示方法通常用来检测染色体断裂频率,用来研究药物和环境因素的致畸效应。

四、实验步骤

1. 外周血培养及染色体标本制备
(1) 按常规方法采取外周静脉血、接种,进行 37 ℃培养。
(2) 培养 24 小时后,加 BrdU 溶液(终浓度为 8 μg/mL)混匀。
(3) 避光(用黑纸包裹培养瓶)继续培养 48 小时。
(4) 收获前加入秋水仙素(终浓度为 0.24 μg/mL),继续培养 1 小时。
(5) 常规法制片。将玻片标本室温放置 2~3 天。
2. 姐妹染色单体染色(如图 1-5 所示)

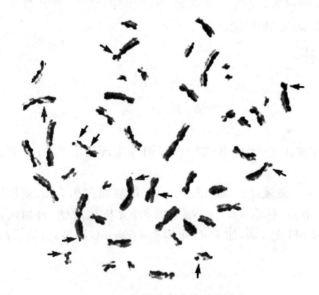

图 1-5　姐妹染色单体分化染色

(1) 分化染色前一天,将标本置 37 ℃过夜。
(2) 在培养皿中平行放置两根牙签,将玻片放在牙签上,加适量 2×SSC 溶液(以不超过标本为度)。在标本上盖一张比玻片稍大的擦镜纸,使纸边浸入 2×SSC 溶液中,并使 2×SSC 溶液渗至玻片标本上,保持标本湿润。
(3) 将培养皿置 55 ℃水浴面上,用 30 W 紫外灯垂直照射标本 30 分钟,照射距离 10 cm。其间酌情滴加数次 2×SSC 溶液,勿使擦镜纸干燥。

(4) 经 30 分钟照射后轻轻取掉擦镜纸，立即用蒸馏水冲洗标本。

(5) 3% Giemsa 染液染色 5～10 分钟，用蒸馏水冲洗标本，吹干。

(6) 镜检，计数。

3. 实验结果与分析(SCE 观察计数)

选择分散良好、轮廓清晰、数目完整、长短适中的染色体作为可计数的分裂相。染色体端部出现交换者计 1 次交换，染色体臂中部出现交换者计 2 次交换，在着丝粒处发生交换判明不是扭转出现交换的也计 1 次交换。一份标本至少需要计数 30 个细胞分裂相，记录每个细胞的 SCE 总数，计算 SCE 频率。中国人正常 SCE 频率为 5.7 ± 0.4。SCE 频率的计算公式为

$$\text{SCE 频率} = \frac{n \text{ 个中期分裂相 SCE 之和}}{n \text{ 个细胞}}$$

五、实验作业

写出本次实验报告，包括实验原理、方法步骤、结果(并计数 5 个细胞的 SCE 数，求出 SCE 数/细胞)和讨论。

六、实验资料

试 剂 配 制

1. BrdU：称取 4.2 mg BrdU 加 8.5% 消毒生理盐水 8.4 mL 配成 500 μg/mL 溶液，避光保存。

2. 3% Giemsa 染液：取 0.3 mL Giemsa 原液加入 9.7 mL 磷酸缓冲液。

3. 2×SSC 溶液：称取 17.5 g NaCl 加 8.8 g 柠檬酸钠，再加入数滴 10 mol/L NaOH 溶液调节 pH 至 7.0，加 H_2O 定容至 1000 mL 溶液，分装后高压灭菌。

(徐思斌)

实验六　人基因组 DNA 的提取

一、实验目的

掌握人外周血基因组 DNA 提取的基本原理和基本方法。

二、实验原理

从不同组织细胞或血细胞中提取高质量 DNA 是进行基因分析的先决条件。制备高质量 DNA 的原则是：

(1) 将蛋白质、脂类、糖类等物质分离干净。

(2) 尽可能保持 DNA 分子的完整。在提取 DNA 的反应体系中，蛋白酶 K 能在 SDS 和 EDTA 存在的情况下保持很高的活性，可将蛋白质降解成小的多肽和氨基酸。SDS 是离子型表面活性剂，主要作用是：① 破坏细胞膜及核膜；② 解聚细胞中的核蛋白；③ 与蛋白质结合，使蛋白质变性而沉积下来；④ 抑制 DNA 酶活性，使 DNA 分子尽量完整地分离出来。

三、实验用品

1. 器材

Eppendorf 管、离心管、吸管、微量加样器、吸头、离心机、水浴箱、紫外分光光度计、电泳仪、电泳槽。

2. 试剂

(1) 蛋白酶 K(10 mg/mL)，−20 ℃保存。

(2) TE(pH 8.0)：10 mmol/L TrisHCl(pH 8.0)，1 mmol/L EDTA(pH 8.0)，使用前需经高压灭菌。

(3) 10% SDS(pH 7.2)，室温保存。

(4) 3 mol/L NaAc(pH 5.2)，高压灭菌，室温保存。

(5) 饱和氯化钠、70%乙醇、氯仿、饱和酚。

四、实验步骤

(1) 取 0.5 mL 抗凝全血于 1.5 mL Eppendorf 管中，加入 0.8 mL TE(pH 8.0)，轻轻吸打混匀，10 000 r/min 离心 1 分钟。

(2) 弃上清,加入 0.4 mL TE(pH 8.0),用吸管轻轻吸打混匀,制成细胞悬浮液。

(3) 加入 10 mg/mL 蛋白酶 K 5 μL(终浓度 100 μg/mL),10% SDS 25 μL(终浓度 0.5%),轻轻吸打混匀。

(4) 37 ℃水浴,过夜,或 50 ℃水浴 4 小时。

(5) 加入 1/3 体积的饱和氯化钠,充分混匀,4 ℃静置 10 分钟。

(6) 10 000 r/min,离心 10 分钟,轻轻吸取上清置于另一 1.5 mL Eppendorf 管中,加入等体积氯仿,混匀,10 000 r/min 离心 10 分钟。

(7) 吸取上清于另一 1.5 mL Eppendorf 管中,加入 1/20 体积的 3 mol/L NaAc(pH 5.2)混匀;加入 2 倍体积无水乙醇,轻轻混匀,10 000 r/min 离心 1 分钟。

(8) 弃上清,加入 70%乙醇 0.5 mL,充分洗涤,以去除盐离子。

(9) 10 000 r/min 离心 1 分钟,弃上清,打开 Eppendorf 管口,自然干燥 DNA 约 5 分钟。

(10) 加入 TE 250 μL,−20 ℃保存。

(11) 琼脂糖凝胶水平电泳检测 DNA。

五、注意事项

(1) 最好使用新鲜、低温保存的样品材料,不要反复冻融。

(2) 材料应适量,过多会影响裂解,导致 DNA 量少,纯度低。

(3) 抽提时,要充分混匀,但动作要轻柔,减少 DNA 的人为降解。

(4) 吸取上清液时要小心,不能将蛋白质层吸入。

(5) 在抽提过程中如果水相和有机层的界面不太清楚,说明其中蛋白质含量较高,可增加抽提的次数或适当延长离心的时间。

(6) 溶于 TE 溶液中的 DNA 样品比较稳定,可在 4 ℃冰箱中存放 1 年而不会降解。

六、实验作业

写出本次实验报告,包括实验原理、方法步骤、结果和分析讨论。

七、思考题

1. DNA 的提取还有哪些方法?其中关键性的步骤有哪些?

2. 若电泳鉴定结果 DNA 条带不清晰,出现拖尾,这说明什么?

3. DNA 样品中加入 TE 能长期保存的原理是什么?

(汪 萍)

实验七　聚合酶链反应和琼脂糖凝胶电泳检测技术

一、实验目的

了解聚合酶链反应的原理及应用,掌握聚合酶链反应的操作步骤和琼脂糖凝胶电泳的检测方法。

二、实验原理

聚合酶链反应(Polymerase Chain Reaction,PCR)是一种模拟天然DNA复制、在体外快速扩增特定基因或DNA序列的方法。该技术可以在短短数小时内使目标片段扩增数百万倍甚至以上。PCR技术由于具有操作简单、快速灵敏、结果可靠的特点,被广泛应用于医学基础研究、临床诊断、治疗、监控、预后判断以及其他诸多学科的研究工作中,是生命科学领域一项基本的实验方法和研究手段。

PCR用于扩增特定的DNA片段,需要以下条件:
(1) 要有作为模板的DNA。
(2) 需要一对寡核苷酸引物引导新链的合成。
(3) 作为新链合成原料的4种三磷酸脱氧核苷酸(dNTPs)。
(4) 热稳定DNA聚合酶。
(5) 适当pH的缓冲液。

整个PCR过程由多次重复进行的温度循环周期构成,每一个循环周期由高温变性、低温退火及中温延伸3个步骤组成:① 变性:在90~95 ℃的高温下,双链模板DNA解链为单链;② 退火:将反应混合物降温,使引物与单链DNA模板上互补的序列结合;③ 延伸:将温度升高,一般为70~75 ℃,在热稳定DNA聚合酶及Mg^{2+}存在的条件下,以dNTPs为原料,从引物的3′端开始,按照模板链的序列,以5′→3′方向延伸,合成一条新的DNA链。如此反复经过n轮循环后,理论上扩增量应达2^n个拷贝,一般经过30个循环,DNA扩增量便可达上百万倍。

琼脂糖凝胶电泳是对PCR扩增产物进行分离、鉴定和纯化最常用的方法。PCR产物经琼脂糖凝胶电泳、荧光染料溴化乙锭(Ethidium Bromide,EB)染色,在紫外灯下便可观察到扩增产物的有无及其在凝胶中的位置。在恒定强度和方向的电场中，DNA 片段在凝胶中的泳动速率在一定范围内是相对分子质量的函数，相对分子质量越大，泳动速率越小。

三、实验用品

1. 器材

PCR 自动热循环仪、紫外分析仪、台式高速离心机、电泳仪、水平电泳槽、微波炉、托盘天平、微量加样器、枪头及 1.5 mL 离心管、0.2 mL PCR 薄壁管、离心管架、烧杯、三角烧瓶、量筒、温度计、保鲜膜、称量纸。

2. 试剂

（1）PCR 试剂：模板 DNA(50 ng/μL)、引物 I 和引物 II（各 12.5 μmol/L）、TaqDNA 聚合酶(5 U/μL)、10×PCR 反应缓冲液、dNTPs(10 mmol/L)、MgCl$_2$(25 mmol/L)、灭菌蒸馏水。

（2）其他试剂：琼脂糖、1×TAE、甲酰胺上样缓冲液、100 bp Ladder DNA-Marker、溴化乙锭(Ethidium Bromide,EB)贮存液(10 mg/mL)。

四、实验步骤

1. PCR 反应

（1）在 0.2 mL PCR 薄壁管中依次加入：10×PCR 反应缓冲液 5 μL；MgCl$_2$(25 mmol/L)3 μL；dNTPs(10 mmol/L)1 μL；引物 I (12.5 μmol/L)1 μL；引物 II (12.5 μmol/L)1 μL；模板 DNA(50 ng/μL)1 μL；TaqE(5 U/μL)0.5 μL。

（2）用灭菌蒸馏水补充至总体积 50 μL，放入 PCR 仪中进行循环反应。

（3）PCR 反应循环条件：在 94 ℃预变性 5 分钟，然后进行以下循环 35 次：在 94 ℃变性 30 秒；在 40～60 ℃复性 30 秒；在 70～74 ℃延伸 1 分钟；最后再在 70～74 ℃下充分延伸 5 分钟。

（4）反应结束后置 4 ℃冰箱保存。

2. 琼脂糖凝胶电泳检测

（1）1%的琼脂糖凝胶的制备。称取 1 g 琼脂糖，置于三角烧瓶内，加入 100 mL 1×TAE，加塞，在微波炉中加热直至琼脂糖全部溶解，得到 1%琼脂糖凝胶液，待其冷却至 60 ℃左右，加入 5 μL 溴化乙锭贮存液(10 mg/mL)，使溴化乙锭终浓度为 0.5 μg/mL，轻摇匀，均匀缓慢倒入制胶板中，避免产生气泡，插梳。室温下静置 1 小时左右，待胶完全凝固后，轻轻拔出梳子，待用。

（2）将凝胶放入电泳槽中，加入 1×TAE 电泳缓冲液至胶面上约 1 mm，取 PCR 产物 10 μL，加 2 μL 上样缓冲液，混匀后加入样品孔中，以 100 V 电泳 15

分钟。

（3）电泳结束取出凝胶,置紫外分析仪中观察并记录实验结果。

五、注意事项

（1）合理地设计引物：

① 引物序列应具有高度的特异性,与非扩增区的同源性越低越好。

② 引物中与模板互补的序列应该为 15~25 个核苷酸长度,上下游引物长度的差别不宜大于 3 bp。

③ 引物中 G+C 含量最好在 40%~60%之间,四种碱基应尽可能随机分布,避免出现多聚嘌呤、多聚嘧啶和二核苷酸重复序列;引物内部特别是引物末端不能有反向重复序列,以避免形成二级结构。

④ 上下游引物之间特别是 3′端应避免出现互补序列。

（2）所用的器皿如试剂瓶、离心管、吸头等均应经过严格的清洗、烤干或灭菌处理。

（3）生物制剂应分装成小量并于 $-20\ ℃$ 保存,用时取出,避免因为污染或反复冻融而影响实验结果。

（4）在使用微量加样器依次加入不同试剂时,应注意及时更换吸头,调节刻度,以避免造成试剂污染或浪费。

（5）仔细认真地观察实验结果,以防较弱条带的漏检。

（6）实验过程中应注意防护,严格避免 EB 的污染和紫外线的辐射。

六、实验作业

写出本次实验报告,包括实验目的、原理、方法和步骤、结果和讨论。

七、思考题

影响 PCR 反应的主要因素有哪些？

八、实验资料

试 剂 配 制

1. 10 mol/L NaOH 的配置

称取 NaOH 100 g,溶于 250 mL H_2O 中。

2. 0.5 mol/L EDTA(pH 8.0)的配制

称取 18.6 g 乙二胺四乙酸二钠盐（$Na_2EDTA·2H_2O$），溶于 80 mL H_2O 中，搅拌均匀，用 10 mol/L NaOH 调至 pH 8.0，高压灭菌。

3. 50×TAE 的配制

取 Tris 242 g、冰醋酸 57.1 mL、0.5 mol/L EDTA(pH 8.0)100 mL，依次加入 H_2O 中，充分溶解，定容至 1 000 mL。使用时稀释成 1×TAE 工作液（电泳缓冲液）。

4. EB(10 mg/mL)贮存液的配制

称取 EB 100 mg，溶于 10 mL H_2O 中，用锡箔包瓶，4 ℃保存。

5. 甲酰胺上样缓冲液的配制

取 0.5 mol/L EDTA(pH 8.0)0.2 mL、0.1% 溴酚蓝 10 mL、0.1% 二甲苯青 10 mL、去离子甲酰胺 10 mL，充分混匀溶解。

（宫 磊）

实验八　PCR-SSCP 与聚丙烯酰胺凝胶电泳

一、实验目的

了解 PCR-SSCP(Single Strand Conformation Polymorphism,SSCP)技术的实验原理和步骤,掌握聚丙烯酰胺凝胶电泳(Polyacrylamide Gel Electrophoresis,PAGE)的检测方法。

二、实验原理

PCR-SSCP 是一种用于筛查 DNA 序列中点突变的实验技术。其基本程序为:首先通过 PCR 扩增目标基因,然后将扩增产物——双链的 DNA 片段变性形成两条单链,再进行非变性聚丙烯酰胺凝胶电泳(PAGE)。聚丙烯酰胺凝胶是由丙烯酰胺单体和交联剂亚甲双丙烯酰胺在催化剂的作用下,聚合而成的三维网状结构凝胶。两条单链 DNA 在中性聚丙烯酰胺凝胶中因序列不同会形成自己特定的空间构象,在电泳时产生不同的迁移率,最终在凝胶不同的位置上出现条带。如果 DNA 序列发生改变,甚至只有一个核苷酸的变化,也可能引起空间构象改变,经 PAGE 表现为新生条带。电泳条带可通过银染显现出来。

PCR-SSCP 用于检测基因突变具有灵敏度高、特异性强的特点,但容易存在假阳性和假阴性,适宜于小片段(一般小于 400 bp)DNA 突变的筛查。对于长片段可先通过限制性内切酶降解成小的片段再进行 SSCP 分析。SSCP 技术不能明确突变的性质,对 SSCP 发现的突变还需进行 DNA 序列的测定。

三、实验用品

1. 器材

PCR 自动热循环仪、电泳仪、垂直电泳槽、玻璃板 2 块(制胶用)、配套插梳 1 个、配套制胶器 1 个、微量加样器、枪头、0.2 mL PCR 薄壁管、离心管架、烧杯、量筒、托盘、手术刀片、一次性手套。

2. 试剂

PCR 扩增相关试剂、30%丙烯酰胺母液、5×TBE、10%过硫酸铵、N,N,N′,N′

-四甲基乙二胺(TEMED)、无水乙醇、双蒸水、10%乙醇、1% HNO_3、0.2% $AgNO_3$、3% Na_2CO_3、甲醛、10%冰乙酸、甲酰胺上样缓冲液。

四、实验步骤

1. PCR 扩增目标基因

具体方法步骤见实验七。

2. 制备6%非变性聚丙烯酰胺凝胶

用量筒依次量取30%丙烯酰胺母液8 mL、5×TBE 8 mL、双蒸水24 mL,共40 mL,倒入小烧杯中摇匀,再加入300 μL 10%过硫酸铵、30 μL TEMED,混匀后立即灌胶,直至液面上升至凹型玻璃板上缘,插梳。待胶完全聚合后,拔出梳子,立即用水冲洗加样孔,然后固定于垂直电泳槽中。向电泳槽中加入1×TBE电泳缓冲液,接冷水循环,通电极,250 V预电泳30分钟,于加样前5分钟终止。

3. PCR产物变性、加样、电泳

取PCR产物3 μL,加15 μL甲酰胺上样缓冲液,混匀,置PCR仪中98 ℃变性10分钟,取出,迅速置于冰上,立即加样,250 V电泳4~5小时。

4. 银染

(1) 取出聚丙烯酰胺凝胶,切去凝胶一角作为标记,放入托盘内,蒸馏水洗涤1分钟。

(2) 倒入10%乙醇固定6分钟,蒸馏水洗涤1分钟。

(3) 倒入1% HNO_3 氧化5分钟,蒸馏水洗涤2次,每次1分钟。

(4) 倒入0.2% $AgNO_3$ 染色20分钟,蒸馏水快速洗涤1次。

(5) 向事先预冷的400 mL 3% Na_2CO_3 中加入37%甲醛200 μL,混匀,倒入托盘内显色,直至凝胶中出现清晰条带,并且无新的条带出现时,弃去显色液,蒸馏水洗涤1次。倒入10%冰乙酸终止反应2分钟。用蒸馏水浸泡聚丙烯酰胺凝胶,观察PCR-SSCP结果。

五、注意事项

(1) 环境温度越高,聚丙烯酰胺凝胶越易凝固。应根据环境温度的变化调整凝胶中10%过硫酸铵与TEMED的用量。

(2) 电泳过程中应保持恒温,最好使用薄的凝胶和冷却系统以散发热量。

(3) 用 $AgNO_3$ 染色时,染色时间需随环境温度变化作适当调整,环境温度越低,所需的染色时间越长。

(4) 显色时间不可过长,以免背景过深影响结果观察。

六、实验作业

写出本次实验报告,包括实验目的、原理、方法和步骤、结果和讨论。

七、思考题

对于 PCR-SSCP 检查结果阴性的标本,能否证明没有发生突变?

八、实验资料

试剂配制

1. 5×TBE 缓冲液的配制

取 Tris 54 g、硼酸 27.5 g、0.5 mol/L EDTA(pH=8.0)20 mL,依次加入 H_2O 中,充分溶解,定容至 1000 mL,4 ℃保存。

2. 30%丙烯酰胺母液的配制

分别取丙烯酰胺 29 g、二甲基双叉丙烯酰胺 1 g,加 H_2O 溶解,定容至 100 mL,4 ℃保存。

3. 10%过硫酸铵的配制

称取过硫酸铵 1 g,溶于 10 mL H_2O 中,4 ℃保存。

(宫 磊)

实验九　遗传病及遗传病家系的分析*

一、实验目的

1. 掌握系谱的绘制,熟悉遗传病的基本分析方法。
2. 通过系谱分析,掌握各类遗传病的发病和传递规律,掌握某些遗传病系谱的遗传方式及复发风险的估计。

二、实验原理

系谱分析是研究遗传病的一种常用方法。其基本程序是:首先对某家族各成员出现的某种遗传性疾病的情况进行详细的调查,以特定的符号和格式绘制成反映家族各成员间相互关系的图解,然后根据孟德尔定律对各成员的表现型和基因型进行分析。通过这些分析,判断某种性状或遗传病属于哪一类遗传。

三、实验内容

（一）录像:人类遗传性疾病

（二）遗传病分析

1. 先证者为女性肝豆状核变性患者,通过调查得知:① 先证者的大哥、三妹、四弟、五弟以及他们的父母均正常。② 先证者的姑姑、姑父和他们的2个儿子、1个女儿,先证者的叔叔、婶婶及其2个儿子、1个女儿都正常。

(1) 绘制该家系的系谱。

(2) 判断该病属何种遗传方式,判断根据是什么?

(3) 写出家系中患者及其双亲的基因型。

2. 有一对色觉正常的夫妻,生有三个孩子:A是一个色盲的儿子;B是无色盲的女儿;C也是无色盲的女儿。A、B、C三人后来都与无色盲的人结婚,A生1个色盲的女儿;B生1个色盲的儿子和2个无色盲的女儿;C生6个均无色盲的儿子。

(1) 绘制该病例的系谱图,判断该病属何种遗传方式。

(2) 写出各成员可能具有的基因型。

---

* 课堂讨论。

(3) A 的色盲女儿与正常人婚配,后代的情况如何?
(4) B 的无色盲女儿与正常人婚配,后代情况如何?
(5) C 是携带者的概率有多大?
3. 分析下列系谱(图 1-6、图 1-7、图 1-8、图 1-9),回答以下问题:
(1) 符合哪种遗传方式?
(2) 判断根据是什么?
(3) 写出先证者及双亲的基因型。
(4) 图 1-8、图 1-9 中"?"者发病风险的估计。

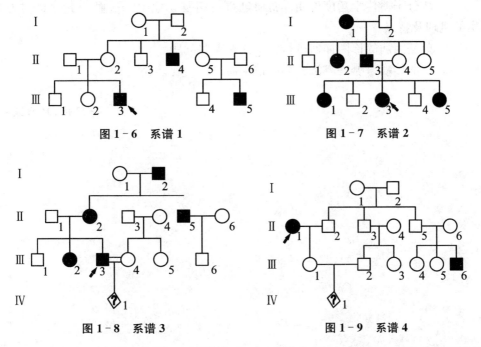

图 1-6　系谱 1　　　　　图 1-7　系谱 2

图 1-8　系谱 3　　　　　图 1-9　系谱 4

4. 双亲表型正常,生了一个既是 Turner 综合征又是色盲的患者,原因是什么?

5. 有一女子,她舅舅为血友病患者,她母亲和其姨妈表型正常,她有两个正常的弟弟,试问她与正常男子结婚后生出血友病儿子的概率是多少?

6. 有一对夫妇表型正常,但怀孕四胎中,有两次流产,存活的长女表型正常,但其染色体数为 45 条,存活的男孩为 46 条染色体的先天愚型,问这对夫妇能否生育出真正健康的孩子? 如可以,可能性是多少? 请说明。

7. 多基因遗传病可查表,查图及根据患者一级亲属发病人数、病情严重程度及群体发病率和遗传度进行分析,请问:一先天性哮喘男性患者与正常女性结婚后所生子女患病的风险有多大(该病群体发病率为 1%,遗传率为 80%)?

四、实验作业

PKU 是一种 AR 病,某人的侄儿患此病,这个人如果与他的姑表妹结婚,所生子女患 PKU 的风险如何？画出系谱,计算出该男子和其姑表妹是杂合子的可能性。

五、思考题

1. 一位临床医生从哪些方面来判断一种疾病是遗传病？
2. 从分子遗传学角度说明异常血红蛋白病及 α-地中海贫血、β-地中海贫血发生的机理及特点。
3. 单基因病的诊断如何进行？应注意哪些问题？
4. 产前诊断有哪些方法？哪些情况需进行产前诊断？

（徐思斌,杨建课）

实验十 医学遗传学设计性实验

一、实验目的

让学生运用所掌握的知识,设计实验(考虑实验方法、选择实验仪器、确定实验条件),培养学生发现问题、分析问题和解决问题的能力,培养学生的动手能力和创新意识,提高学生综合素质。

二、实验原理

设计性实验概述:让学生根据指导教师提供的实验题目或自选的实验题目,按给定的实验条件,自行查阅参考资料,自行设计实验方案,自拟实验操作步骤,在规定的时间内自行完成实验,以小论文的形式写出完整的实验报告,对实验结果进行系统的分析和综合总结。

三、实验步骤

1. 确立实验题目

一般是指导教师给出一些实验设计项目,由学生选择,也可以由学生自拟,报教师审定。

2. 制定实验方案

根据实验题目、目的要求,结合实验条件,查阅有关资料,根据文献资料结合学过的理论知识和实验原理进行综合分析,提出多种可能的实验方法,通过分析比较,选择一种实验上可行、实验室条件允许、能满足要求的实验方法,并选择实验仪器。

3. 实施实验方案

从实验准备、实验设备选择、实验时间安排、实验具体操作安排,到实验小组内的人员分工,实验现象、结果和数据的分析与处理等。

4. 综合分析写出实验报告或论文

完成实验后,对实验结果进行综合分析,最后写出实验报告或论文。

5. 评价实验

由教师对参与实验的学生论文的质量及实验的参与情况,做出一个综合评定。可由3位任课教师、2位其他同学组成评定委员会,对实验结果进行提问,学生答辩。

四、注意事项

1. 总体要求

教师选定课题大方向,学生独立查阅文献,制定和实施实验方案。整个实验过程均由学生自己完成,教师只是处于指导地位。

2. 选题

教师对学生进行一次简单的文献检索知识的培训,并列出常用的文献检索网站和一些与实验密切相关的期刊目录,然后由学生自己查阅相关文献。两周左右后,组织学生对所选用的动物、实验方案、观察指标等进行交流。然后,各组根据各自的兴趣、经费、实验所需时间等实际情况确定基本研究项目。所选课题应注意创新性和可行性,符合以下标准:① 有理论或临床意义;② 和课堂教学内容相关,和科研相结合;③ 实验室有一定的研究基础。

3. 制定实验方案

(1) 实验题目。

(2) 实验的理论依据:实验研究的意义、实验的目的、实验原理、主要参考文献及出处等。

(3) 实验目标。

(4) 实验内容和关键问题:拟采用的实验方法、技术路线和观察指标,实验方案及可行性分析,创新之处,实验时间安排等。

(5) 设计小组人员:项目负责人及项目组成员姓名、分工。

(6) 实验基础要求:实验材料、仪器设备、所需的动物、试剂及配制等。

(7) 预期结果。

(8) 存在的困难。

(9) 实验方案讨论。

根据参加人数,将报名参加的学生分组,每组 4~5 人,每组选定一位负责人,负责组织、督促本组学生的实验活动,并及时与教师交流联系。

以小组为单位,每组推举一名学生主讲,将实验的目的、方法、材料、结果分析及讨论汇报给在场的教师和同学,大家针对可能出现的问题进行提问,该组的组员进行答辩,其他各组的学生也共同讨论其实验设计上的优缺点。教师则重点在技术路线的可行性和方法等方面进行点评。学生再根据讨论结果修改实验方案,递交一份规范完整的实验方案。

4. 实验方案实施的要求

设计好实验记录的格式,便于整理统计分析结果。实验记录一般包括:实验项目;实验材料的种类、质量、编号、数量、来源等;实验药品的名称、规格、浓度、产地等;实验设备的技术指标、型号、产地等,实验日程、步骤及方法,观察现象的变化、数据图谱与标准品数据图谱的不同之处等;然后进行数据统计与分析。利用现代化的方法进行实验数据处理,力求实验结果的分析准确性。教师对实验过程中遇到的困难进行指导,及时组织学生针对实验过程中暴露出的问题进行讨论,并修正和改进实验方案。

5. 实验报告的写作格式

教师指导学生真实、客观和条理化地记录原始实验数据,进行实验数据的统计分析,撰写规范的实验报告。学生按论文的格式要求,每人递交一份报告。基本格式如下:

(1) 实验题目:题目应准确、鲜明、简练,一般不超过 20 个字。

(2) 摘要:对文章内容作一个准确扼要的表述,250 字左右。

(3) 引言:对实验题目研究的历史、现状和发展趋势作简要的叙述,并提示研究所用的新方法和新结果等。

(4) 正文:论文的主体部分。实验性质的论文一般包括材料与方法、结果与讨论,重点放在结果的分析和讨论上。

(5) 结论:根据实验结果,经过判断和推理的过程形成自己的总观点。

(6) 参考文献:将文中引用到的他人论述、结论和数据等,在参考文献中列出出处。为了帮助读者深入地了解此项工作,可列出与之有关的参考文献的名称、作者、出处,供读者需要时查找。

(7) 附录:需要详细论证的问题,放在报告最后,以保证实验报告或论文的简洁。

(杜少陵)

五、实验资料 1

设计实验实例:人群中某些遗传性状(疾病)的调查分析

实验目的

学会调查和统计人类遗传性状(疾病)的基本方法;通过对几种人类遗传性状及遗传病的调查,了解这几种性状或疾病的遗传方式和发生(病)情况;锻炼直接从社会中获取资料和数据的能力。

实验原理

人类单基因遗传的性状或疾病如 ABO 血型、苯硫脲尝味能力、红绿色盲、白化病等，其上下代间的传递符合孟德尔定律。在一个大的群体中，通过对这些性状或疾病情况的调查分析，可以对该群体的某一基因频率及基因型频率做出估计。

提示

1. 选择感兴趣及有理论或实践意义的人类遗传性状（疾病）作为研究对象，如：① 人类正常遗传性状，如 ABO 血型、苯硫脲尝味能力、眼睑的单与双、耳垂的有或无、能卷舌和不能卷舌及额前发际的形状等；② 群体中发病率较高的单基因遗传病，如高度近视（屈光度 600 度以上）、红绿色盲、白化病等；③ 多基因遗传的性状或疾病，如皮纹、身高、体重和血压等。

2. 以小组为单位开展调查工作，小组成员统一标准，分工进行调查。

3. 每个小组调查的对象或遗传性状（疾病）的种类不宜过多，一般为 3～5 项指标；设计出相应的调查表，统一调查内容和识别及诊断标准。

4. 每个人调查周围熟悉的 8～10 个家庭（或家系）中的遗传性状（疾病）的情况，绘制出家系图；详细记录被调查者的有关情况，如年龄、性别、民族、籍贯、职业、发病年龄以及婚育史等。

5. 为保证被调查的群体足够大，个人调查及小组调查的数据，可在几个班级汇总。根据汇总数据，计算出每种性状（疾病）的发生（病）率。

讨论

1. 调查的性状（疾病）是否表现家族聚集倾向？

2. 根据你对家系的调查结果，判断其属于哪一种类型的遗传病或遗传方式？如果不能判断，试分析原因。

3. 将调查的结果与有关资料进行比较分析，如果不符合，试分析原因。

4. 撰写调查研究论文。

（黄顺国，杜少陵）

六、实验资料 2

人类的一些遗传性状

1. 苯硫脲（PTC）尝味试验

不同种族、民族和个体之间，对苯硫脲的尝味能力不同，人体对该物质的尝味能力是由一对等位基因(Tt)所控制的性状。能尝出浓度小于 1/750 000 苯硫脲溶液苦味的正常尝味者，为纯合尝味者(基因型 TT)；只能尝出浓度为 1/500 000～1/40 000 的 PTC 溶液的苦涩味的，为杂合尝味者(基因型 Tt)；当苯硫脲浓度大于 1/24 000 才能尝出其苦味的人，称为 PTC 味盲(基因型 tt)，有的味盲个体甚至对苯硫脲结晶也尝不出苦味。人类的 PTC 尝味能力属于不完全显性遗传(半显性遗传)。我国汉族人群中，苯硫脲味盲约占 10%。

2. 人类 ABO 血型的检测方法

血型是人体的遗传性状。人类 ABO 血型是红细胞血型系统中的一种，分为 A、B、AB 和 O 四种血型，受一组复等位基因(I^A、I^B、i)控制。人类的红细胞表面有 A 和 B 两种抗原，血清中有抗 B(β)和抗 A(α)两种天然抗体。A 抗原只能和抗 A 结合，B 抗原只能和抗 B 结合。A 型和 B 型两种标准血清内所含每一种抗体将凝集含有相应抗原的红细胞；一种血液其红细胞在 A 型标准血清(即 A 型人的血清，又叫抗 B 血清)中发生凝集者为 B 型，在 B 型标准血清(即 B 型人的血清，又叫抗 A 血清)中凝集者为 A 型，在两种标准血清中都凝集者为 AB 型，在两种标准血清中都不凝集者为 O 型。

3. 卷舌性状的调查

人群中有的人能够卷舌，即舌的两侧能在口腔中向上卷成槽形，甚至卷成筒状，称为卷舌者，受显性基因控制，有的人则不能卷舌。

4. 眼睑性状的调查

人群中的眼睑可分为单重睑(俗称单眼皮)和双重睑(俗称双眼皮)两种性状。一些人认为双眼皮受显性基因控制，为显性性状；单眼皮为隐性性状。关于这类性状的性质和遗传方式，目前尚有争论，还有待进一步研究。

5. 耳垂性状的调查

人群中依个体不同，耳朵可明显区分为有耳垂与无耳垂两种情况(如图 1-10 所示)。该性状是受一对等位基因所控制的，有耳垂为显性性状，无耳垂为隐性性状。

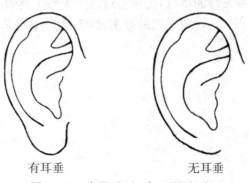

图 1-10　有耳垂(左)与无耳垂(右)

6. 额前发际的调查

在人群中,有些人前额发际基本上属于平线,有些人在前额正中发际向下延伸呈峰形,即明显地向前突出,形成 V 字形发尖(如图 1-11 所示),这种特征属显性遗传。

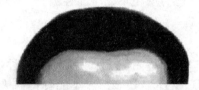 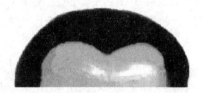

前额平线形发际　　　　　　　前额 V 形发际

图 1-11　前额发际

7. 发式和发旋的调查

人类的发式有卷发和直发之分,东方人多为直发,为隐性性状,卷发则为显性性状;每个人头顶稍后方的中线处都有一个发旋(有的人不止一个),发旋方向受遗传因素控制,顺时针方向者为显性性状,逆时针方向者为隐性性状。

(杨建课,杜少陵)

七、实验资料 3

如何做实验记录

实验记录是一个完整实验不可缺少的一部分。记录的主要内容应包括:① 实验名称、时间、内容;② 实验结果(数据、图像);③ 实验中间的结果,出现的意外情况;④ 实验中的一个最关键的步骤,记录越过这一关键步骤的心得体会;⑤ 实验成功的经验和失败的教训;⑥ 转瞬即逝的好主意;⑦ 老师处理某些问题独特的技巧、独到的心得。

(杜少陵)

第二部分

遗传咨询案例

第一章 基因病的遗传咨询

案例 1

患者,女,55岁,退休工人。患者从10年前开始无任何诱因出现四肢不由自主、无规律的舞蹈样运动。面部怪相,似有咀嚼动作。病初动作小,缓慢,之后动作范围逐渐加大,频率增加。走路不稳,呈舞蹈样步态。自发病后逐渐表现记忆力、理解力、判断力减退,反应迟钝,急躁易怒,对周围事物缺乏兴趣。

体检:血压105/70 mmHg,心肺无异常。肌张力及深浅感觉正常,病理反射及脑膜刺激征阴性。

实验室检查:白细胞7×10^9个/L、红细胞4.2×10^{12}个/L、血色、血沉6 mm/h。头颅CT显示:脑皮质萎缩。脑电图显示:高度异常。

临床诊断:Hungtington舞蹈症。

家族史:患者的儿子、父亲、一堂兄弟都同患该病,不过发病年龄和病情轻重不同。患者的儿子发病较早(26岁)且病情较重,其余患者发病较晚(40岁以后)且病情较轻。

【遗传咨询】

1. 描述该病的临床特征。
2. 试述该病发生的遗传机理及遗传方式。
3. 如何解释该家系中不同患者在发病年龄和病情轻重程度上的差异?
4. 先证者一女儿(22岁)现在无任何症状,将来是否有可能发病?
5. 该病的主要诊断手段有哪些?
6. 如何降低该病的发病率?

案例 2

患者,女,11岁,身高115 cm。下肢进行性弯曲,行走蹒跚,给予常量维生素D治疗无效。双股骨、膝关节及踝关节疼痛,负重或行走后加重,休息后可缓解。双膝内翻畸形,呈"O"形。

实验室检查:血清磷降低,尿磷升高,血清钙正常,甲状旁腺素正常,碱性磷酸酶升高,尿排磷试验阳性。X线检查:双侧股骨、胫骨干骺端轻度膨大呈杯口样改变,骨皮质刺状突出,骨端疏松,骨小梁稀疏。干骺端呈毛刷状改变,双侧胫腓骨骨干弯曲畸形。

家族史:患者的母亲、外祖母同为该病患者,此外先证者的一姨母和舅舅也是该病患者,舅舅的两个女儿也是患者,儿子正常。

【遗传咨询】

1. 临床诊断?
2. 该病的遗传方式?
3. 致病基因的定位及基因结构如何?
4. 临床上常用的诊断方法及治疗措施有哪些?

案例 3

患者,男,12 岁,在服用磺胺嘧啶 12 个小时后,出现面色苍白、畏寒、发热、头痛、恶心、呕吐、腹痛、尿少。

体检:脉搏微弱而速,血压下降,巩膜轻度黄染,尿色如酱油。

实验室检查显示:贫血、葡萄糖六磷酸脱氢酶(G6PD)活性下降。

【遗传咨询】

1. 临床诊断?
2. 试述该病发生的遗传机理及遗传方式。
3. 此病在我国的发病率如何?主要分布在哪些地区?
4. 如何预防该病的发生?

案例 4

患者,女,8 岁,足月顺产。患者出生时正常,但随着年龄的增长,父母发现其智力明显落后于同龄儿。现能独立行走,能咿呀发音,但不能说出有意义的词语。能独立进食,表达简单意愿和执行简单命令,但大小便不能自理。

体检:烦躁、多动,智力低下。毛发黄,皮肤白、粗糙,可见散在湿疹样皮疹,无抓痕,无红肿。尿有"鼠尿"样气味。

实验室检查:尿三氯化铁试验出现绿色反应(+);末梢血苯丙氨酸 22.5 mg/dL(正常:0~2 mg/dL)。

家系调查:患者父母系近亲婚配,父母、姐姐正常,家族三代中各亲属的表型和智力均正常。

【遗传咨询】

1. 临床诊断?
2. 试述该病目前的研究现状。
3. 临床常用的治疗方法有哪些?

案例 5

患者,男,10 天,为第二胎第二产。出生情况良好,体重 3.5 kg,身长 52 cm。生后纯母乳喂养,第 3 日出现呕吐,3~5 次/日,渐而拒乳,嗜睡。大便稀,6~7 次/日。周身皮肤黄染逐渐加重,比同龄儿黄疸明显加深。患者父母系近亲婚配。前一胎在出生后一个月内死亡。

体检:全身皮肤黏膜黄染,肝大肋下 2.0 cm。

实验室检查:血象正常,尿糖(++),尿黏液酸试验(+),血糖 2.56 mmol/L,血浆半乳糖-1-磷酸(Gal-1-P)和半乳糖醇水平升高。

【遗传咨询】

1. 临床诊断?
2. 试述该病发生的遗传机理及遗传方式。
3. 临床常用的诊断方法及治疗措施有哪些?
4. 如何避免该类患者的出生?

案例 6

患者,男,4 个月,新鲜尿的颜色正常,尿片放置后出现棕黑色尿迹,患者无其他不适。

实验室检查:尿三氯化铁试验(+);尿液中加入班氏试剂或硝酸银溶液均呈阳性反应,经进一步测定,患者尿黑酸氧化酶缺乏。

【遗传咨询】

1. 临床诊断?
2. 该病主要的发病机制及遗传方式是什么?
3. 该病有哪些并发症?
4. 如果一对夫妇男方为黑尿病患者(父母近亲结婚),女方及其父母正常,那么下一代患病的概率如何?

案例 7

患者,男,6 岁,以反复多发性骨折入院。患者于 1 岁起因轻微外伤而导致多次股骨、胫腓骨骨折。

体检:身高 92 cm,体重 14 kg;智力尚好;巩膜呈蓝色;听力正常;牙齿发育不佳、咬合不良;胸廓呈扁平胸,心肺正常;四肢纤细,肌张力略降低,肌力正常,左侧股骨较右侧稍短,生理反射存在,病理反射未引出。

实验室检查:血尿便常规及血生化正常,尿磷尿钙正常。B 超:双侧甲状腺未见占位病变。X线片提示：骨盆、双侧股骨、胫腓骨广泛骨质疏松，骨皮质变薄，骨干弯曲，可见多发骨折线，周围骨痂形成较少，骨端膨大。

【遗传咨询】
1. 临床诊断？
2. 试述该病主要的发病机制及临床分型。

案例 8

患者，男，32岁，无明显诱因出现黑便6次。做肠镜检查发现自直肠至升结肠回盲部肠壁上可见许多圆形、半球形无蒂肿物，表面光滑，直径0.3～0.5cm，以直肠、乙状结肠分布密集，总数约400个。组织学检查为腺瘤性息肉。

患者的父亲、祖父同样患有此病，并因继发结肠癌而去世。

临床诊断：家族性多发性结肠息肉症。

【遗传咨询】
1. 该病的主要发病机制？
2. 该病的遗传方式是什么？
3. 对于患者的后代可采取哪些治疗及预防措施？

案例 9

患者，男，7岁。出生时无明显异常，自3岁起开始出现双下肢肌无力，走路时呈鸭形步，步行缓慢、不稳、易跌跤，下蹲后起立困难，症状进行性加重。

体检：患者四肢近端肌、盆带肌肌力减退，双侧腓肠肌呈假性肥大，腱反射减弱或消失，Gower征（即从仰卧位翻转为俯卧位，然后双手支撑足部、膝部，顺次攀扶方能站起）阳性。

实验室检查：血清肌氨酸磷酸激酶（CK）、乳酸脱氢酶（LDH）显著增高，尤以CK增高最显著。肌电图显示肌源性损害。肌肉活体组织检查可见大部分肌纤维肥大、变圆形；小部分肌纤维有不同程度的萎缩、坏死、核内移；肌纤维间及肌束间纤维组织增生，可见少量脂肪组织；免疫组化见部分肌膜下抗肌萎缩蛋白（Dystrophin）表达缺如。家族史：患者的哥哥同患此病，并于15岁时出现下肢瘫痪，伴有轻度智力低下；先证者的姐姐正常；先证者的一个舅舅、一个姨表兄弟也同患该病。

【遗传咨询】
1. 临床诊断？
2. 试述该病发生的遗传机理及遗传方式。
3. 如何避免该类患者的出生？

案例 10

【遗传咨询】

我已怀孕 3 个月左右,我的父亲是红绿色盲,我的母亲正常,我和我的丈夫视觉都正常,请问我的孩子会是红绿色盲吗？红绿色盲的病因和遗传方式如何？

案例 11

患者,男,12 岁,自幼起反复发作双膝关节、髋关节无外伤情况下肿痛,经输注新鲜血浆、冷沉淀症状缓解。10 天前摔倒并左膝着地后出现左膝关节肿痛,影响行走而就诊。实验室检查:活化部分凝血活酶时间延长但血小板计数、出血时间、凝血酶原时间正常,第Ⅷ因子缺乏,心、肺、肝、肾功能正常。

【遗传咨询】

1. 临床诊断?
2. 试述该病发生的遗传机理及遗传方式。
3. 该病可以产前诊断吗？产前诊断的方法有哪些？

案例 12

患者,男,33 岁,因腰痛、血尿而就诊。

体检:双侧上腹部扪及肿块,肿块大小不一。

实验室检查:肾功能下降。B 超显示:双肾明显增大,双肾不对称,表面不规则,肾盂肾盏变形,皮质和髓质均可见多个散在分布的单腔液性囊肿。

家族史:患者的父亲及奶奶均患有多囊肾。

临床诊断:家族遗传性多囊肾。

【遗传咨询】

1. 该病主要的发病机制及遗传方式是什么？
2. 患者后代的发病风险如何？

案例 13

患者,男,28 岁,因手足反复出水疱 15 年,加重半年就诊。患者于 13 岁时开始双手足反复发生水疱,以关节和摩擦部位为著,外伤或摩擦后加重。疱疹多数呈蚕豆大小,不易破溃,数天至十几天后大疱干涸结痂,脱痂后留有浅褐色小斑片。夏季重,冬季稍缓解。

临床诊断:手足型单纯性大疱性表皮松解症。

【遗传咨询】

1. 该病的主要发病机制?

2. 该病的遗传方式是什么？

3. 患者后代的发病风险如何？

案例 14

患者,男,26 岁,自出生后 2 个月出现四肢伸侧皮肤干燥,覆盖棕褐色鳞屑,后累及头皮、耳后、颈部、腹部及皱褶部,气候温暖时症状减轻。临床诊断为鱼鳞病。患者的外曾祖父及一个舅舅均患有此病(系谱如图 2-1 所示)。现患者的妻子怀孕 3 个月,特咨询后代的发病风险。

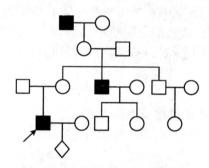

图 2-1　鱼鳞病家系图

【遗传咨询】

1. 试述鱼鳞病的分类。

2. 该病的遗传方式是什么？属于鱼鳞病中的哪一类？主要的遗传机制是什么？

3. 患者后代的发病风险如何？

案例 15

患者,男,22 岁。双眼视力无痛性急剧下降 4 月余入院,入院时双眼视力为 0.05(不能矫正),双眼屈光间质透明。瞳孔对光反射迟钝。眼底:双眼视盘圆,边界清,视盘颞侧色淡白,黄斑区中心凹反光消失。视野:中心暗点。给患者及父母进行 mtDNA 序列分析,结果显示:患者及母亲 mtDNA 第 11 778 位核苷酸发生 Gly11778Ala 点突变,父亲正常。

临床诊断:Leber 遗传性视神经病(LHON)。

【遗传咨询】

1. 试述 LHON 主要的发病机制。

2. 该病的遗传方式是什么？

3. 已报道的 LHON 患者中 mtDNA 常见的突变形式有哪些？

案例 16

【遗传咨询】

媒体报道，著名影星李亚鹏捐设"兔唇基金"，帮助唇/腭裂患者做整形手术，以减轻患者家庭的经济负担。其实每年世界各地都有一定比例的唇/腭裂患者出生，给患者及家庭带来了沉重的心理和经济负担。请问我国新生儿中唇/腭裂的发病率如何？导致该病发生的原因可能有哪些？如何做好该类疾病的预防工作？

案例 17

患者，女，25岁，自10岁起肘关节出现蚕豆大小的黄色瘤，质软，无压痛，无波动感，并逐渐累及双侧足跟、手指背侧、眼睑、背部等部位。

实验室检查：血三酰甘油正常，总胆固醇(TC)15.62 mmol/L(正常值2.00～5.70 mmol/L)，低密度脂蛋白(LDL)12.5 mmol/L(正常值1.2～4.8 mmol/L)。基因检测结果：LDL-R 基因突变。家族史：患者的父亲、叔叔及一个堂妹均患有此病。

【遗传咨询】

1. 临床诊断(病名)？
2. 该病发病的遗传机理如何？
3. 临床上可采取哪些治疗措施？

(宫磊，汪萍，杜少陵，徐思斌)

第二章　染色体病的遗传咨询

案例 1

患者,女,出生后 5 个小时,第 1 胎第 1 产,多发畸形。查体:哭声弱,唇周发绀;头小,前额呈向上斜坡状;睑裂小,眼距宽;鼻梁扁平,鼻翼宽,上唇裂,并伴有腭裂;右耳廓大部缺如,左耳廓小且低位。双手掌均为通贯手,轴三射高,呈 t″(atd 角超过 56°),手指无屈曲重叠。双足呈摇椅底样足,足跟突出。有先天性心脏病,为室间隔缺损。外周血染色体检查示:47,XX,+13。

母亲 38 岁,孕期体健。父亲 40 岁,体健。父母非近亲婚配,否认毒物、放射线等接触史。

【遗传咨询】
1. 临床诊断(病名)?
2. 此病的遗传机理是什么?
3. 如该夫妇再次生育应如何避免同病患者的出生?

案例 2

患者,女,10 天,生后喂养困难。体检:哭声低微;皮肤多毛,肤色深;头围小,发际低,眼距宽,眼裂小,耳位低;双手呈特殊握拳姿势(第 3、4 指紧贴掌心,第 1、2 和第 5 指压其上),双手通贯手,双足呈"摇椅状"。心尖区可闻及隆隆样Ⅲ级收缩期杂音;大阴唇发育不良,阴蒂大。心脏彩超提示先天性心脏病。抽取股静脉血行染色体检查核型为:47,XX,+18。

父亲 41 岁,母亲 36 岁,均体健,非近亲结婚,无特殊物接触史。母妊娠期无感染和服药史,否认家族中类似疾病史。

【遗传咨询】
1. 临床诊断(病名)?
2. 此病的遗传机理是什么?
3. 如该夫妇再次生育应如何避免同病患者的出生?

案例 3

患者,男,6 岁,因智力低下而就诊。患者出生时,母亲年龄 36 岁,父亲年龄 38

岁。患者行动迟缓,与同龄儿童相比智力低下;有特殊痴呆面容(两外眼角向上倾斜,眼裂小,眼距宽,鼻梁扁平,舌头大常往外伸出,流涎);四肢短,手指短而粗,通贯掌,第5指内弯。取患者外周血进行染色体检查核型为:47,XY,+21。患者为第一胎,其父母染色体检查结果均正常。

【遗传咨询】
1. 临床诊断(病名)?
2. 此病的遗传机理是什么?
3. 该夫妇再次生育应如何避免同病患者的出生?

案例 4

一对夫妇男30岁、女29岁,身体健康,结婚3年。妻子共怀孕2次,第一次妊娠于停经后40天自然流产,第二次妊娠生育了一个智力低下患者前来就诊。患者,男,6岁,智力低下,只会简单词语,体格发育明显落后于同龄儿童,并患有先天性心脏病。经染色体检查患者核型为:46,XY,−14,+t(14q;21q),母亲核型正常,父亲核型为:45,XY,−14,−21,+t(14q;21q)。

【遗传咨询】
1. 临床诊断(病名)?
2. 这对夫妇能否生育出真正健康的孩子?如果能,后代正常的概率是多少?
3. 可采取哪些措施预防同病患者的出生?

案例 5

患者,男,29岁,婚后5年未生育前来就诊。

体检:患者身高1.79 m,身材瘦长,智力正常。皮肤较细腻,喉结小,无胡须和腋毛。阴毛稀少,乳房有轻微发育,小阴茎、小睾丸。精液检查:无精子。

实验室检查:血卵泡刺激素、泌乳素增高;睾酮下降;甲状腺功能和游离皮质醇正常;垂体MRI及肾上腺CT检查正常。染色体检查核型为:47,XXY。

【遗传咨询】
1. 临床诊断(病名)?
2. 此病的遗传机理是什么?还可能有哪些临床表现?
3. 对该类患者临床可采取哪些治疗措施?

案例 6

患者,男,10岁,因学习成绩较差、好动前来就诊。

体检:大头,前额和下颌突出,大耳,注意力不集中,语言表达能力差,中度智力低下。

分子遗传学检测:FMR1 基因全突变。

【遗传咨询】
1. 临床诊断(病名)?
2. 试述该病发生的遗传机制。

案例 7

患者,男,5 个月,第 1 胎第 1 产,足月顺产。出生时体重 2.8 kg,哭声似猫叫,食欲差,生长发育迟缓(至今不能抬头)。体检:满月脸,小下颌,眼距宽,外眼角下倾,耳位低,腭弓高。彩超显示室间隔缺损。染色体检查患者核型为:46,XX,del(5)(p14)。

【遗传咨询】
1. 临床诊断(病名)?
2. 如何预防该类患者的出生?

案例 8

患者,女,17 岁,因身材矮小,原发性闭经前来就诊。

体检:身高 135 cm,体重 32 kg,可见颈蹼,后发际略低,双肘外翻,乳间距宽,乳房未发育,无腋毛。妇科检查:外阴呈幼女型,无阴毛。B 超显示:子宫发育不良,卵巢萎缩呈索状。染色体检查核型为:45,X。

【遗传咨询】
1. 临床诊断(病名)?
2. 此病的遗传机理是什么?
3. 对该类患者可采取哪些治疗措施?

案例 9

患者,男,30 岁,结婚 3 年未育前来就诊。精液检查显示:精液少,精子活力差。体检:男性声调,胡须稀,喉结小,双侧乳房扁平,但乳头及乳晕略发育。阴毛稀疏呈倒三角分布,阴茎长 6 cm。左侧睾丸大小正常,右侧阴囊空虚,未及睾丸。腹腔内探及一肿块,经手术病理证实系一侧卵巢,染色体检查核型为:46,XX。

【遗传咨询】
1. 临床诊断(病名)?
2. 对该类患者可采取哪些治疗措施?

案例 10

患者,女,21岁,因原发性闭经前来就诊。

体检:身高1.58m,体重51kg,乳房发育不良,外生殖器女性,无阴毛。B超提示子宫发育幼稚。双侧腹股沟及腹腔探查、术后病理证实左右两侧性腺均为卵睾结构。染色体检查患者核型为:46,XY。

【遗传咨询】

1. 临床诊断?
2. 对该类患者可采取哪些治疗措施?

案例 11

患者,女,13岁,因智力低下前来就诊。

体检:生长发育尚可,双眼眼裂小,眼间距宽,鼻梁扁平。智力中度低下,语言表达能力和数字记忆能力差。乳房发育正常,妇科检查除子宫偏小外基本正常。染色体检查患者核型为:48,XXXX。

【遗传咨询】

1. 临床诊断?
2. 试分析患者异常核型产生的原因。
3. 对该类患者可采取哪些治疗措施?

案例 12

患者,男,32岁,结婚4年不育。夫妻双方表型和智力正常。患者精液检查无精子。外周血染色体检查为9号染色体的倒位,核型为:46,XY,inv(9)(p11;q12),其妻妇科检查正常,染色体检查核型正常。

【遗传咨询】

1. 临床诊断?
2. 试述导致患者不孕不育的遗传机理。
3. 这对夫妇能否生育出健康的孩子?

案例 13

患者,女,28岁,智力正常,结婚3年,怀孕2次均于3个月左右流产。孕期无患病及不良药物、毒物接触史,妇科检查无异常。丈夫精液分析及内分泌检查正常。对夫妻双方进行外周血染色体检查,该女性核型为:45,XX,−13,−13,+t(13q;13q),丈夫核型正常。

【遗传咨询】

1. 临床诊断？
2. 试述导致患者流产的原因。
3. 这对夫妇能否生育出健康的孩子？请给予指导性建议。

案例 14

患者,男,36 岁,2 次结婚,第一次婚姻,妻妊娠 8 次均于妊娠 2 个月左右流产,故离婚;第二次婚后,女方受孕数次亦均在 3 个月内流产;经询问病史,其前妻与其离异后再婚生育正常。检查男女双方核型,女方核型正常,男方为大 Y 染色体（Y≥18 号）。

【遗传咨询】

1. 分析流产原因及是否能再妊娠。
2. 给予生育指导性建议。

(杜少陵,朱晓蕾,宫磊,汪萍)

第三章　遗传伦理讨论

1. 一些女权主义者想利用人工授精技术实现受孕并生育后代,对此你有何评价?你认为人工授精技术适用于哪些人群?

2. 一对夫妇只有一个孩子,且不能再生育,但孩子突然身患绝症,濒临死亡且无法救治。这对夫妇痛不欲生,不能接受即将失去孩子的痛苦,想克隆与爱子一样的个体,你赞同他们的想法吗?为什么?

3. 2009年4月,小周、小谢、小唐通过了佛山市的公务员考试。在之后的体检中,他们被认定为"地中海贫血"基因携带者,体检不合格。他们因此失去了被录用为公务员的机会。你对这种现象怎么看?

4. 传统的医疗记录只能透露现有状况,但包含基因信息的医疗记录却可能透露一个人未来的状况。国外已经有这样的案例:基因检验出有些儿童所患的病是遗传性的,保险公司便不肯付医疗费,说这是"投保前已存在的情况"。对这个问题你怎么看?

(宫磊,杜少陵)

第三部分

医学遗传学学习指导及复习思考题

第一章 绪 论

本章学习要点

医学遗传学是医学与遗传学相结合的一门边缘学科。遗传性疾病是遗传物质改变所导致的疾病。遗传物质的改变既可发生在生殖细胞,也可以发生在体细胞。遗传病一般以"垂直方式"传播,呈一定数量分布,大多具先天性、家族性,有的遗传病也具传染性。人类遗传病分为单基因病、多基因病、染色体病、体细胞遗传病、线粒体遗传病。在人类疾病中,有些病完全由遗传因素决定;有些病由遗传因素决定,但需要环境中诱因的作用;有些病完全取决于环境因素。遗传性疾病的产前诊断、症状前诊断、基因诊断和基因治疗还需要从医学伦理角度考虑。

复习思考题

一、名词解释

1. 医学遗传学(Medical Genetics)
2. 遗传病(Genetic Disease)
3. 再发风险率(Recurrence Risk)
4. 家族性疾病(Familial Disease)
5. 群体负荷(Population Load)
6. 体细胞遗传病(Somatic Cell Genetic Disorder)
7. 先天性疾病(Congenital Diseases)

二、单项选择题

1. 遗传病特指(   )。
   A. 先天性疾病   B. 家族性疾病
   C. 遗传物质改变引起的疾病   D. 不可医治的疾病
   E. 既是先天的又是家族性的疾病
2. 由于环境因素诱导而发病的单基因病为(   )。

A. Huntington 舞蹈病　　B. 蚕豆病　　　　　C. 白化病
D. 血友病 A　　　　　　E. 镰状细胞贫血病

3. 传染病的发病（　　）。
   A. 仅受遗传因素控制
   B. 主要受遗传因素影响，但需要环境因素的调节
   C. 以遗传因素影响为主，环境因素为辅
   D. 以环境因素影响为主，遗传因素为辅
   E. 仅受环境因素影响

4. 最早在 1902 年提出"先天性代谢缺陷"概念的学者是（　　）。
   A. Feulgen　　　　　　B. Morgan　　　　　C. Wastson
   D. Avery　　　　　　　E. Garrod

5. Down 综合征属于哪种类型的遗传病：（　　）。
   A. 单基因病　　　　　B. 多基因病　　　　C. 染色体病
   D. 线粒体病　　　　　E. 体细胞病

6. 首次（1949 年）提出分子病概念的学者是（　　）。
   A. Mendel　　　　　　B. Morgan　　　　　C. Darwin
   D. Pauling　　　　　　E. Boveri 和 Sutton

7. Leber 视神经病为（　　）。
   A. 单基因病　　　　　B. 多基因病　　　　C. 染色体病
   D. 线粒体病　　　　　E. 体细胞病

8. 高血压属于下列哪种遗传病：（　　）。
   A. 单基因病　　　　　B. 多基因病　　　　C. 染色体病
   D. 线粒体病　　　　　E. 体细胞病

9. 下列哪项不是遗传病表现的特征：（　　）。
   A. 家族性　　　　　　B. 先天性　　　　　C. 传染性
   D. 累及非血缘关系　　E. 同卵双生率高于异卵双生率

10. 下列哪项为绝大多数遗传病应具有的特征：（　　）。
    A. 患者亲属发病率随亲属级别下降而下降
    B. 患者亲属发病率随亲属级别下降而升高
    C. 患者亲属发病率不随亲属级别变化而变化
    D. 患者家族成员发病率低于一般群体
    E. 患者血缘亲属发病率低于非血缘亲属

11. 下列哪个国家没有参加人类基因组计划：（　　）。
    A. 中国　　　　　　　B. 美国　　　　　　C. 加拿大

D. 英国　　　　　　　E. 法国
12. 下列哪种疾病不属于多基因遗传的疾病：(　　)。
    A. 冠心病　　　　　　B. 糖尿病　　　　　　C. 哮喘
    D. 成骨不全　　　　　E. 脊柱裂
13. 遗传病的最核心的特征是(　　)。
    A. 家族性　　　　　　B. 先天性　　　　　　C. 终身性
    D. 遗传物质的改变　　E. 上下代传递
14. 揭示分离律和自由组合律这两个遗传学基本规律的科学家是(　　)。
    A. Mendel　　　　　　B. Morgan　　　　　　C. Garrod
    D. Hardy 和 Wenberg　E. Watson 和 Crick
15. 1956 年首次证明人的体细胞染色体为 46 条的学者是(　　)。
    A. Feulgen　　　　　 B. Morgan　　　　　　C. 蒋有兴和 Levan
    D. Avery　　　　　　 E. Garrod
16. 一个家庭中有两个以上成员罹患的疾病一般称为(　　)。
    A. 遗传病　　　　　　B. 先天性疾病　　　　C. 传染性疾病
    D. 家族性疾病　　　　E. 后天性疾病
17. 婴儿出生时正常，在以后的发育过程中逐渐形成的疾病称为(　　)。
    A. 先天性疾病　　　　B. 遗传性疾病　　　　C. 先天畸形
    D. 家族性疾病　　　　E. 后天性疾病
18. 人类体细胞内遗传物质发生突变所引起的一类疾病称为(　　)。
    A. 遗传病　　　　　　B. 先天性疾病　　　　C. 先天畸形
    D. 家族性疾病　　　　E. 后天性疾病

三、不定项选择题

1. 参加人类基因组计划的国家有(　　)等。
   A. 中国　　　　　　　B. 美国　　　　　　　C. 加拿大
   D. 英国　　　　　　　E. 法国
2. 判断是否是遗传病的指标有(　　)。
   A. 患者亲属发病率随亲属级别下降而下降
   B. 患者亲属发病率随亲属级别下降而升高
   C. 患者亲属发病率不随亲属级别变化而变化
   D. 患者家族成员发病率高于一般群体
   E. 患者血缘亲属发病率高于非血缘亲属
3. 遗传病的特征多表现为(　　)。

  A. 家族性   B. 先天性   C. 大多具有传染性
  D. 不累及非血缘关系   E. 同卵双生率高于异卵双生率

4. 下列属于单基因遗传病的疾病有(　　)。
  A. 冠心病   B. 糖尿病   C. 血友病 A
  D. 成骨不全   E. 脊柱裂

5. 下列哪些疾病属于多基因遗传病:(　　)。
  A. 冠心病   B. 糖尿病   C. 血友病 A
  D. 成骨不全   E. 脊柱裂

6. 人类基因组计划完成的基因图包括(　　)。
  A. 遗传图   B. 物理图   C. 基因组测序图
  D. 功能图   E. 结构图

7. 下列哪些表现为遗传病的特点:(　　)。
  A. 一般在上下代之间呈"垂直传递"
  B. 大多表现为先天性和终身性
  C. 在患者亲代和子代中往往以一定比例出现
  D. 遗传因素对发病有一定作用
  E. 一卵双生比二卵双生同时发病的机会大得多

8. 人类遗传病包括下列哪些类型:(　　)。
  A. 单基因病   B. 多基因病   C. 染色体病
  D. 线粒体病   E. 体细胞遗传病

9. 人类疾病的发生(　　)。
  A. 完全由遗传因素决定
  B. 主要由遗传因素决定,但需要环境诱因
  C. 遗传因素和环境因素共同作用
  D. 完全取决于环境因素
  E. 主要取决于环境因素,但具有一定遗传因素影响

10. 人类细胞遗传物质的改变既可以发生在生殖细胞,也可以发生在体细胞,(　　)。
  A. 发生在精细胞中,可传给下一代
  B. 发生在卵细胞中,可传给下一代
  C. 发生在受精卵细胞中,可传给下一代
  D. 发生在体细胞中,可传给下一代
  E. 发生在胚胎细胞中,可传给下一代

四、填空题

1. 遗传病根据遗传物质的性质、存在可分为_____、_____、_____、_____及_____等类型。
2. 遗传病的传递并非是现成的_____,而是遗传病的_____。
3. 体细胞遗传病只在_____的体细胞中发生,体细胞_____是此类疾病发生的基础。
4. 遗传性疾病的发生率越高,群体中的遗传有害性越_____,也就是群体负荷越_____。
5. 遗传病一般以_____方式传播,大多具有_____、_____。

五、问答题

1. 遗传病具有什么特点?
2. 人类遗传性疾病有哪几种类型?
3. 遗传病在医学实践中应注意的问题有哪些?

参 考 答 案

一、名词解释

1. 医学遗传学:运用遗传学的原理和方法研究人类遗传性疾病的病因、病理、诊断、预防和治疗的学科。
2. 遗传病:由于遗传物质的改变并按一定的方式传于后代形成的疾病。
3. 再发风险率:病人所患的遗传性疾病在家系亲属中再发生的风险率。
4. 家族性疾病:一个家庭具有两个以上成员罹患同一种疾病,疾病发生呈家族聚集。
5. 群体负荷:遗传病在群体中的严重程度,通常用发生率来表示。
6. 体细胞遗传病:体细胞中遗传物质改变所致的疾病。体细胞遗传病的DNA异常仅发生于特定的体细胞,因此一般不发生上下代垂直传递。
7. 先天性疾病:婴儿出生时就表现出的疾病。

二、单项选择题

1. C   2. B   3. D   4. E   5. C   6. D   7. D   8. B   9. D
10. A   11. C   12. D   13. D   14. A   15. C   16. D   17. E   18. A

三、不定项选择题

1. ABDE 2. ADE 3. ABDE 4. CD 5. ABE 6. ABC
7. ABCDE 8. ABCDE 9. ABCDE 10. ABCE

四、填空题

1. 单基因病 多基因病 染色体病 体细胞遗传病 线粒体遗传病
2. 疾病 发病基础
3. 特异 基因突变
4. 高 大
5. 垂直方式 先天性 家族性

五、问答题

1. 遗传病的特点：① 垂直传递；② 患者在亲祖代和子孙中以一定数量比例出现；③ 往往有先天性特点；④ 往往有家族性特点；⑤ 人类朊蛋白病既遗传又具传染性。

2. 人类遗传病分为单基因病、多基因病、染色体病、体细胞遗传病、线粒体遗传病。

3. 针对遗传病的医学实践中应注意：① 如何确定患者所患疾病是否有遗传性；② 再发风险率；③ 遗传性疾病的群体负荷；④ 遗传病与医学伦理。

（杜少陵）

第二章 单基因疾病的遗传

本章学习要点

单基因遗传病是指由一对等位基因控制而发生的遗传性疾病。单基因病可分为核基因的遗传和线粒体基因的遗传两种，后者属于细胞质遗传。核基因遗传的单基因遗传疾病根据致病基因所在染色体和等位基因显隐关系的不同，可分为常染色体显性、常染色体隐性、X连锁显性、X连锁隐性和Y连锁遗传。

如果一种遗传病致病基因位于常染色体上，为显性基因，则这种遗传病称为常染色体显性遗传病，如Huntington舞蹈症、短指症、多指/趾症和结肠息肉等；系谱特征包括：男女患病机会均等，患者双亲之一为患者，患者的同胞和后代有1/2的发病可能，系谱中存在连续传递的现象。致病基因位于常染色体上且为隐性基因的遗传病称为常染色体隐性遗传病，如Tay-Sachs病（黑 性痴呆）、白化病、苯丙酮尿症等；系谱特征包括：患者的双亲往往表型正常但都为携带者，患者的同胞有1/4的发病风险，表型正常的同胞中有2/3的可能为携带者，患者的子女一般不发病但都是携带者，系谱中患者的分布是散发的，近亲婚配后代的发病风险比随机婚配明显增高。致病基因位于X染色体上且为显性基因，则这种遗传病称为X连锁显性遗传病，如低磷酸盐血症性佝偻病、色素失调症等；其系谱特征包括：人群中女性患者比男性患者约多一倍但前者病情较轻，患者双亲中一方患病，男性患者的女儿全部为患者但儿子全部正常，女性杂合子患者的子女中各有50%的可能性发病，系谱中常可看到连续传递现象。如果致病基因位于X染色体上，且为隐性基因，则这种遗传病称为X连锁隐性遗传病，如血友病A、肌营养不良症及Lesch-Nyhan综合征等；系谱特征包括：人群中男性患者远较女性患者多，双亲无病时儿子可能发病，男性患者的兄弟、舅父、姨表兄弟、外甥、外孙等可能为患者。决定某种性状或疾病的基因位于Y染色体上，随Y染色体而在上下代之间进行传递，称为Y连锁遗传，又称为全男性遗传。

单基因遗传除以上几种符合孟德尔定律的主要遗传方式之外，还存在着不符合孟德尔式遗传的例外情况。这些现象包括不完全显性遗传、共显性遗传、延迟显性、不规则显性、表现度不同、基因的多效性、遗传异质性、遗传早现、遗传印迹、从性遗传、限性遗传、X染色体失活等。对一种疾病的遗传方式进行判断时，除依据系谱特点外,还应综合考虑以上因素,才能得出更加可靠的结论。

复习思考题

一、名词解释

1. 单基因病(Monogenic or Single-Gene Disease)
2. 系谱(Pedigree)
3. 先证者(Proband)
4. 常染色体显性遗传病(Autosomal Dominant Diseases)
5. 常染色体隐性遗传病(Autosomal Recessive Diseases)
6. X连锁显性遗传病(X-Linked Dominant Diseases)
7. X连锁隐性遗传病(X-Linked Recessive Diseases)
8. Y连锁遗传(Y-Linked Inheritance)
9. 交叉遗传(Criss-Cross Inheritance)
10. 近亲婚配(Consanguinous Mating)
11. 亲缘系数(Coefficient of Relationship)
12. 外显率(Penetrance)
13. 表现度(Expressivity)
14. 遗传异质性(Genetic Heterogeneity)
15. 从性遗传(Sex-Influenced Inheritance)
16. 限性遗传(Sex-Limited Inheritance)
17. 不完全显性(Incomplete Dominance)
18. 共显性(Codominance)
19. 拟表型(Phenocopy)

二、单项选择题

1. 等位基因分离的发生机理是(　　)。
   A. 遗传性状的分离　　　　B. 着丝粒的分裂
   C. 同源染色体的分离　　　D. 姐妹染色单体分离
   E. 染色体长短臂的分离
2. 如果A、B、C三个基因位于同源染色体的同一位点上,我们把这一组基因叫做(　　)。
   A. 基因连锁群　　B. 连锁基因　　C. 基因簇

D. 等位基因　　　　　　E. 复等位基因

3. 杂合子的表型介于纯合子显性和纯合子隐性表型之间的遗传方式称为（　　）。
　　A. 共显性遗传　　　B. 外显不全　　　C. 完全显性遗传
　　D. 不完全显性遗传　E. 拟显性遗传

4. 一对等位基因在杂合情况下两个基因的作用都可以表现出来的遗传方式称为（　　）。
　　A. 共显性遗传　　　B. 不规则显性遗传　C. 完全显性遗传
　　D. 不完全显性遗传　E. 拟显性遗传

5. 无性别分布差异且在世代间不连续传递的遗传病是（　　）。
　　A. AD　　　　　　　B. AR　　　　　　　C. XD
　　D. XR　　　　　　　E. Y连锁遗传

6. X连锁基因在上下代最典型的传递方向为（　　）。
　　A. 男性→男性→男性　B. 男性→女性→男性　C. 女性→女性→女性
　　D. 男性→女性→女性　E. 女性→男性→女性

7. 一种疾病基因的传递方式始终为男性→男性→男性，这种疾病最有可能的遗传方式是（　　）。
　　A. 从性遗传　　　　B. 限性遗传　　　　C. Y连锁遗传
　　D. X连锁显性遗传　E. 共显性遗传

8. 基因在上下代之间连续传递且无性别分布差异的遗传病为（　　）。
　　A. XR　　　　　　　B. AD　　　　　　　C. AR
　　D. XD　　　　　　　E. Y连锁遗传

9. 在上下代之间间断传递并且男性发病率高于女性的遗传病为（　　）。
　　A. XD　　　　　　　B. AD　　　　　　　C. XR
　　D. AR　　　　　　　E. Y连锁遗传

10. 常因形成半合子而引起疾病发生的遗传方式有（　　）。
　　A. AR　　　　　　　B. AD　　　　　　　C. XR
　　D. XD　　　　　　　E. Y连锁遗传病

11. 世代间连续传递且女性发病率高于男性的遗传病为（　　）。
　　A. AD　　　　　　　B. AR　　　　　　　C. XD
　　D. XR　　　　　　　E. Y连锁遗传

12. XD病区别于AD病，除了系谱中男女发病比例不同外，主要依据下列哪一项：（　　）。
　　A. 连续传递

B. 男性患者的女儿全是患者,儿子全正常

C. 女性患者的子女各有 1/2 可能发病

D. 双亲无病时,子女一般不会发病

E. 患者双亲常无病,但多为近亲结婚

13. 一种遗传病,男性患者所有女儿都患病,这种病为(　　)。
    A. XR　　　　　B. XD　　　　　C. AR
    D. AD　　　　　E. Y 连锁遗传

14. 由于近亲婚配,会导致下列哪种遗传病复发风险增高最明显:(　　)。
    A. AR　　　　　B. AD　　　　　C. XR
    D. XD　　　　　E. Y 连锁遗传

15. 近亲婚配的遗传效应最主要表现在(　　)。
    A. 显性纯合子的频率显著增高　　B. 显性杂合子的频率显著增高
    C. 隐性纯合子的频率显著增高　　D. 隐性杂合子的频率显著增高
    E. 以上均正确

16. 下列哪种遗传病属于完全显性遗传病:(　　)。
    A. 软骨发育不全　　B. 多指并指　　C. Huntington 舞蹈病
    D. 短指症　　　　　E. 早秃

17. 以下哪种遗传病属于外显不全或不完全外显:(　　)。
    A. 低磷酸盐血症　　B. 短指症　　C. 多指症
    D. 早秃　　　　　　E. Huntington 舞蹈病

18. 下列哪种遗传病属于不规则显性的遗传病:(　　)。
    A. 多囊肾　　　　　B. 多指症　　C. Huntington 舞蹈病
    D. 短指症　　　　　E. 早秃

19. 属于从性显性的遗传病为(　　)。
    A. Tay-Sachs 病　　B. 多指症　　C. Huntington 舞蹈病
    D. 短指症　　　　　E. 早秃

20. 下列哪种疾病既存在交叉遗传又存在隔代遗传:(　　)。
    A. 常染色体显性遗传病　　　B. 常染色体隐性遗传病
    C. X 连锁显性遗传病　　　　D. X 连锁隐性遗传病
    E. Y 连锁遗传病

21. 母亲为红绿色盲(XR),父亲正常,其 4 个儿子中,可能是色盲的有(　　)。
    A. 1 个　　　　　B. 2 个　　　　　C. 3 个
    D. 4 个　　　　　E. 0 个

22. 丈夫为 AB 血型,妻子为 B 血型,其女儿为 A 血型,这对夫妇如果再生育,

孩子的血型可能为( )。

　　A. A 和 B　　　　B. B 和 AB　　　C. A、B 和 AB

　　D. A 和 AB　　　E. A、B、AB 和 O

23. 一对夫妇均为 A 血型,生育了一个 O 血型的孩子,如再生育,孩子的血型可能为( )。

　　A. 仅为 A 型　　　　　　　　B. 仅为 O 型

　　C. 3/4 为 O 型,1/4 为 B 型　　D. 1/4 为 O 型,3/4 为 A 型

　　E. 1/2 为 O 型,1/2 为 B 型

24. 丈夫为红绿色盲(XR),妻子正常且其家族中无患者,生育子女患色盲的概率为( )。

　　A. 1/2　　　　　B. 1/4　　　　　C. 2/3

　　D. 0　　　　　　E. 3/4

25. 一个男性患血友病 A,他亲属中最不可能患血友病 A 的是( )。

　　A. 姨表兄弟　　　B. 外祖父、外祖母　　C. 叔、伯、姑

　　D. 同胞兄弟　　　E. 外甥或外孙

26. 男性把其 X 染色体上的某一突变基因传给他的孙子的概率为( )。

　　A. 0　　　　　　B. 1/2　　　　　C. 1/4

　　D. 2/3　　　　　E. 1

27. 关于不完全显性的描述,以下哪项是正确的:( )。

　　A. 只有显性基因得以表达

　　B. 纯合子和杂合子的表现型相同

　　C. 可能出现隔代遗传

　　D. 显性基因和隐性基因都得到一定程度的表达

　　E. 系谱中患者是散发的

28. 下列哪种疾病的遗传方式属于延迟显性:( )。

　　A. 多指症　　　　B. 骨质发育不全　　C. 软骨发育不全

　　D. 短指症　　　　E. Huntington 舞蹈病

29. 眼、皮肤白化病可由酪氨酸酶基因突变引起,也可由其他基因突变引起,这种现象称为( )。

　　A. 表现度　　　　B. 拟表型　　　　C. 遗传异质性

　　D. X 染色体失活　E. 遗传印记

30. 下列哪一项较准确地表述了表型模拟的含义:( )。

　　A. 不同基因型对表型作用相似　　B. 不同基因的累加作用

　　C. 一个基因产生多种效应　　　　D. 基因和环境共同作用于表型

　　E. 环境因素对表型的作用类似某一基因的效应

三、不定项选择题

1. 下列哪些疾病不是由(CAG)n动态突变引起的:(   )。
   A. 先天聋哑   B. 红绿色盲   C. Huntington 舞蹈病
   D. PKU   E. 先天愚型

2. 在常染色体显性遗传病的系谱中,若患者表现为散发病例(即患者双亲未受累),可能的原因是(   )。
   A. 新的突变   B. 外显率低(顿挫型)   C. 由于性别限制的发病
   D. 其他基因的修饰   E. 以上均不是

3. 有一种遗传病只在男性中有性状,而所有女性都没有,则该疾病可能属于(   )。
   A. 从性遗传   B. 限性遗传   C. Y伴性遗传
   D. X连锁隐性遗传   E. 以上均不正确

4. X连锁隐性遗传病表现为(   )。
   A. 系谱中只会出现男性患者   B. 女儿有病,父亲一定有病
   C. 父母无病,子女也无病   D. 有交叉遗传
   E. 母亲有病,儿子一定有病

5. 父亲A血型,母亲B血型,他们所生子女的血型可能为(   )。
   A. A   B. B   C. AB
   D. O   E. H

6. 一个具有O型和M型血型的个体与一个具有B型和MN型血型的个体婚配,其子女可能的血型为(   )。
   A. O型和M型   B. O型和N型   C. O型和MN型
   D. B型和M型   E. B型和N型

7. 系谱中往往为男性发病的遗传病,其遗传方式可能为(   )。
   A. AR   B. AD   C. XR
   D. XD   E. Y连锁遗传病

8. 一般情况下,发病率存在性别差异的遗传病其遗传方式可能为(   )。
   A. AR   B. AD   C. XR
   D. XD   E. Y连锁遗传病

9. 短指和白化病分别为AD和AR,并且基因不在同一条染色体上。现有一个家庭,父亲为短指,母亲正常,而儿子为白化病。该家庭再次生育,不同患者的比例为(   )。
   A. 1/4白化病   B. 1/8白化病   C. 3/8短指白化病

第二章 单基因疾病的遗传　　69

　　D. 3/8 短指　　　　　　E. 1/8 短指白化病

10. 血友病 A(致病基因为 X^h)和红绿色盲(致病基因为 X^b)都是 XR。现有一个家庭,父亲为红绿色盲 $X^{Hb}Y$,母亲正常 $X^{hB}X^{hB}$,如不发生重组,其子女可能的表型为(　　)。

　　A. 正常的儿子和女儿　　　　B. 红绿色盲的儿子和女儿
　　C. 血友病 A 的儿子和女儿　　D. 血友病 A 的儿子
　　E. 血友病 A 的女儿

11. 一个男性为血友病患者,其父母和祖父母都正常,其亲属中可能患血友病 A 的人是(　　)。

　　A. 舅父　　　　B. 姨表兄弟　　　　C. 伯伯
　　D. 同胞兄弟　　E. 外甥

12. 从系谱分析角度考虑,下述哪些疾病的男性患者远多于女性患者:(　　)。

　　A. 甲型血友病　　　　B. 先天聋哑　　　　C. 红绿色盲
　　D. 假肥大型肌营养不良　　　　　　　　　E. PKU

13. 夫妇为先天聋哑患者,婚后生育两个听力正常的女儿,其原因是(　　)。

　　A. 不完全外显　　B. 延迟显性　　　　C. 遗传异质性
　　D. 从性遗传　　　E. 限性遗传

四、填空题

1. 医生最先确认为患者的个体,在系谱中称之为_____。

2. 常染色体显性遗传中,杂合体(Aa)与纯合体(AA)在表型上不能区分的现象称为_____。

3. 对于常染色体完全显性遗传的疾病,男女患病的机会_____。

4. 两个常染色体完全显性遗传疾病患者婚配,子女患病的可能性为_____。

5. 常染色体显性遗传中,杂合子在生命的早期,致病基因并不表达,达到一定年龄以后,其作用才表达出来,称为_____。

6. Huntington 舞蹈病通常在 30～40 岁间发病,属于_____显性的一个例子,是由(CAG)三核苷酸重复序列的_____造成的。

7. 常染色体显性遗传病,杂合子(Aa)的显性基因由于某种原因不表现出相应的性状,而导致系谱中出现隔代遗传的现象,称_____显性。

8. 在常染色体隐性遗传病中,近亲婚配后代发病率比非近亲婚配发病率_____。

9. 对于常染色体隐性遗传的疾病,如果患者的双亲表型正常,则他们都是_____。

10. 在常染色体显性遗传病家系中,父母一方患病时,子女中有1个或1个以上患病的人或无患病的人均被确认,所得数据较为完整,称为_____。

11. XR遗传病系谱中,男性患者_____女性患者;XD遗传病系谱中,男性患者_____女性患者。

12. 双亲正常,如果儿子是X连锁隐性遗传病患者,则母亲肯定是_____。

13. X连锁遗传中,基因的传递方式不同于常染色体上的基因。一般来说,男性的X连锁基因只能从_____传来,将来只能传给他的女儿,这称为_____。

14. 同胞之间的亲缘系数为_____,表兄妹之间的亲缘系数为_____。

15. 两个先天聋哑患者婚后生育两个正常女儿,这种现象称为_____。

16. 遗传异质性包括_____异质性和_____异质性。

17. 一个个体来自双亲的某些同源染色体或等位基因存在着功能上的差异,当它们发生相同的改变时,所形成的表型却不同,这种现象称为_____。

五、问答题

1. 一对表型正常的夫妇,婚后生出了一个患有白化病的女儿和一个色盲的儿子,请分析其可能存在的原因。

2. 一个患抗维生素D佝偻病的女性与一个患Huntington舞蹈症的男性结婚,请分析其后代患病的可能性。

3. 一对夫妇表型正常,妻子的弟弟为白化病(AR)患者,假设白化病基因在人群中携带者的概率为1/60,这对夫妇生育白化病患者的概率是多少?

4. 丈夫为红绿色盲(XR),妻子正常,但妻子的父亲为红绿色盲,他们生育色盲患者的概率是多少?

5. 血友病A(致病基因为X^h)和红绿色盲(致病基因为X^b)都是XR。现有一个家庭,父亲为红绿色盲,母亲正常,一个儿子为血友病A,另一子一女为红绿色盲,请问母亲应该为怎样的基因型?

6. 现有如下红绿色盲系谱,请计算IV_1的发病风险。

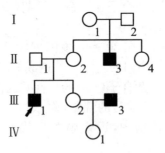

7. 一个女性的两个姨表兄弟患假肥大型肌营养不良(XR),她的父母都无此病,试问她婚后所生儿子患此病的概率是多少?

8. 已知某一 AR 遗传病的发病率为 1/10 000，现有如下系谱，请计算 IV_2 的发病风险。

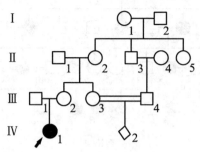

9. 试判断下列系谱的遗传方式，并写出判断依据。

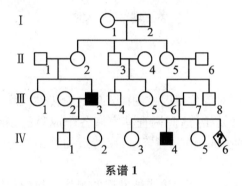

系谱 1

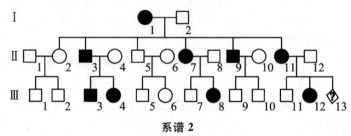

系谱 2

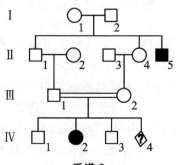

系谱 3

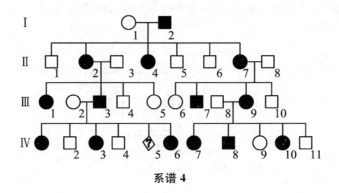

系谱4

参 考 答 案

一、名词解释

1. 单基因病:由一对等位基因控制而发生的遗传性疾病。

2. 系谱:从先证者开始,追溯调查其家族各个成员的亲缘关系和某种遗传病的发病(或某种性状的分布)情况等资料,用特定的系谱符号按一定方式绘制而成的图解。

3. 先证者:家族中第一个就诊或被发现的患病(或具有某种性状的)成员。

4. 常染色体显性遗传病:致病基因位于常染色体上,且为显性基因,一个基因突变即可起病的遗传病。

5. 常染色体隐性遗传病:致病基因位于常染色体上,且为隐性基因,纯合子才能显示病状的遗传病。

6. X连锁显性遗传病:致病基因位于X染色体上,且为显性基因,一个基因突变即可起病的遗传病。

7. X连锁隐性遗传病:致病基因位于X染色体上,且为隐性基因,纯合子或半合子才能显示病状的遗传病。

8. Y连锁遗传:决定某种性状或疾病的基因位于Y染色体上,随Y染色体而在上下代之间进行传递,又称为全男性遗传。

9. 交叉遗传:男性的X染色体及其连锁的基因只能从母亲传来,又只能传递给女儿,不存在男性到男性的传递,这种遗传方式称为交叉遗传。

10. 近亲婚配:在3~4代以内有共同祖先的个体间的婚配。

11. 亲缘系数:两个近亲个体在某一基因座位上具有相同基因的概率。

12. 外显率:在一定环境条件下,群体中某一基因型个体表现出相应表型的百分比。

13. 表现度：基因在个体中的表现程度。

14. 遗传异质性：一种遗传性状可以由多个不同的遗传改变所引起。

15. 从性遗传：位于常染色体上的基因，由于性别的差异而显示出男女性分布比例上的差异或基因表达程度上的差异。

16. 限性遗传：位于常染色体上的基因，由于基因表达的性别限制，只在一种性别中表现，而在另一种性别中则完全不表现。

17. 不完全显性：杂合子 Aa 的表型介于显性纯合子 AA 和隐性纯合子 aa 表型之间的一种遗传方式。

18. 共显性：一对等位基因之间，没有显性和隐性的区别，在杂合子个体中两种基因的作用都完全表现出来。

19. 拟表型：环境因素作用引起的表型与某一特定基因所产生的表型相同或相似。

二、单项选择题

1. C   2. E   3. D   4. A   5. B   6. E   7. C   8. B   9. C
10. C   11. C   12. B   13. B   14. A   15. C   16. D   17. C   18. B
19. E   20. D   21. D   22. C   23. D   24. D   25. C   26. A   27. D
28. E   29. C   30. E

三、不定项选择题

1. ABDE   2. ABD   3. BC   4. BDE   5. ABCD   6. ACD   7. CE
8. CDE   9. BDE   10. BD   11. ABDE   12. ACD   13. C

四、填空题

1. 先证者
2. 完全显性
3. 均等
4. 3/4
5. 延迟显性
6. 延迟   动态突变
7. 不规则
8. 高
9. 携带者

10. 完全确认

11. 多于　少于

12. 携带者

13. 母亲　交叉遗传

14. 1/2　1/8

15. 遗传异质性

16. 等位基因　基因座位

17. 遗传印记

五、问答题

1. ① 白化病的遗传方式为 AR，父母表型正常，但均为致病基因携带者，故可生育白化病女儿；其子皮肤毛发表型正常，可能为致病基因携带者，也可能为正常的纯合子。② 色盲为 XR 疾病，儿子患病，则其母为携带者。

2. 抗维生素 D 佝偻病为 XD 的遗传方式，Huntington 舞蹈症为 AD，由此判断该女性的基因型为 aaX^{D}X^d，该男性的基因型为 AaX^{d}Y，他们所生的子女有 1/4 的可能性表型完全正常，1/4 可能患抗维生素 D 佝偻病，1/4 可能患 Huntington 舞蹈症，另有 1/4 的可能性既是抗维生素 D 佝偻病患者又伴有 Huntington 舞蹈症。

3. 丈夫 1/60×妻子 2/3×1/4=1/360。

4. 丈夫 X^b×妻子 X^{b}1/2，生育儿子为 X^{b}Y 的概率为 1/2，生育女儿为 X^{b}X^b 的概率为 1×1/2=1/2。

5. 父亲为红绿色盲(X^{Hb}Y)，一个儿子为血友病 A(X^{hB}Y)；另一儿子为红绿色盲(X^{Hb}Y)，一女儿为红绿色盲(X^{Hb}X^{Hb})，母亲正常，其基因型只能为 X^{Hb}X^{hB}。

6. III$_2$ 为 X^{b}Y，II$_2$ 应为 X^{B}X^b，III$_2$ 为 X^{B}X^b 的概率为 1/2，IV$_1$ 的发病风险 1/2×1=1/2。

7. 该女性的姨应为 X^{B}X^b，其母亲为 X^{B}X^b 的概率是 1/2，该女性为 X^{B}X^b 的概率是 1/2×1/2，其儿子患此病的概率为 1/2×1/2×1/2=1/8。

8. III$_2$ 为 Aa，III$_3$ 是 Aa 的概率为 1/2，III$_4$ 与 III$_3$ 均为三级亲属，与 III$_3$ 相同的概率为 1/8，则 IV$_2$ 的发病风险为 1/2×1/8×1/4=1/64。

9. 系谱 1 为 X 连锁隐性遗传。判断依据：

① 该系谱中仅见男性患者；

② 患者的双亲表型正常，呈不连续传递；

③ 男性患者的舅父、外甥为患者。

系谱 2 为常染色体显性遗传。判断依据：

① 系谱中男女均有发病；

② 患者的双亲中有一个为患者,呈连续传递;
③ 无论女患者还是男患者,后代中儿子、女儿均有患者。
系谱 3 为常染色体隐性遗传。判断依据:
① 系谱中男女均有发病;
② 患者散在分布,患者的双亲表型正常,呈不连续传递;
③ 近亲婚配导致后代出现患者。
系谱 4 为 X 连锁显性遗传。判断依据:
① 系谱中女性患者多于男性患者;
② 患者的双亲中一方为患者;
③ 男性患者的后代中,女儿全部为患者,儿子全部正常,女性患者的儿子、女儿均有患者;
④ 系谱呈连续传递现象。

(徐思斌)

第三章　多基因疾病的遗传

本章学习要点

在多基因性状中,每一对控制基因的作用是微小的,这些基因相互之间是共显的。多基因性状往往还受到环境因子的影响。多基因性状的遗传与变异在群体中的分布是连续的,又称为数量性状,如人的身高、肤色、血压等。在多基因遗传病中,由遗传基础决定一个个体患病的风险称为易感性。遗传因素和环境因素共同作用决定某个体患某种遗传病的可能性称为易患性。在群体中的易患性变异也呈正态分布。由易患性所导致的多基因遗传病发病最低限度称为发病阈值。多基因遗传病又属于阈值相关疾病,在一定条件下,阈值代表患病所必需的、最低的易患基因的数量。在多基因疾病形成过程中,遗传因素的贡献大小称为遗传度。计算人类多基因遗传病遗传度的公式有 Falconer 公式和 Holzinger 公式。

复习思考题

一、名词解释

1. 质量性状(Qualitative Character)
2. 数量性状(Quanitative Character)
3. 易感性(Susceptibility)
4. 易患性(Liability)
5. 阈值(Threshold)
6. 遗传度(Heritability)
7. 微效基因(Minor Gene)
8. 累加效应(Additive Effect)
9. 主基因(Major Gene)

二、单项选择题

1. 人的身高、肤色、体重和皮纹的性状属于(　　)。

A. 非遗传性状   B. 数量性状   C. 单基因性状
D. 质量性状   E. 共显性性状

2. 唇裂在我国人群中的发病率为 0.16%，其遗传率为 76%，一个男患者和一个正常女性婚配所生子女的发病风险为（　　）。
A. 1.6%   B. 8%   C. 4%
D. 16%   E. 0.4%

3. 在单基因遗传病中，遗传基础和环境因素的共同作用决定了一个个体是否患某种疾病，这称为（　　）。
A. 易感性   B. 阈值   C. 易患性
D. 表现度   E. 遗传率

4. 多基因遗传病中，群体易患性高低的衡量标准是（　　）。
A. 易患性平均值的大小   B. 发病率的高低
C. 易患性平均值与阈值的距离   D. 易患性基因数量的大小
E. 一般亲属发病率的大小

5. 多基因遗传病的发病风险与下列哪个因素相关：（　　）。
A. 家庭中患者的多少，致病基因是显性还是隐性
B. 遗传与环境因素、性连锁
C. 亲属级别、家庭中患者多少、严重程度、遗传度
D. 遗传度、基因性质、亲属级别
E. 性别、环境因素、致病基因性质

6. 下列哪种疾病是多基因遗传病：（　　）。
A. 先天性睾丸发育不全   B. 肌营养不良
C. 血友病 A   D. 精神分裂症
E. 遗传性肾炎

7. 下列关于多基因遗传的说法，错误的是（　　）。
A. 遗传基础是主要的   B. 多为两对以上等位基因
C. 这些基因性质为共显性   D. 环境因素起到不可替代的作用
E. 微效基因和环境因素共同作用

8. 多基因遗传的遗传基础是 2 对或 2 对以上微效基因，这些基因的性质是（　　）。
A. 显性   B. 隐性   C. 共显性
D. 显性和隐性   E. 外显不全

9. 遗传度是指（　　）。
A. 遗传病发病率的高低   B. 致病基因有害程度

C. 遗传因素对性状影响程度　　　D. 遗传性状的表现程度

E. 遗传性状的异质性

10. 多基因遗传病的遗传度越高,则表示该种多基因病(　　)。

A. 主要是遗传因素的作用,环境因素作用较小

B. 完全由遗传因素决定

C. 主要是环境因素的作用,遗传因素的作用较小

D. 主要是环境因素的作用

E. 遗传因素和环境因素的作用各一半

11. 一个家庭患某种多基因病人数多,说明这个家庭患此病的(　　)。

A. 阈值较高　　　B. 阈值较低　　　C. 易患性较高

D. 易患性较低　　E. 遗传率较高

12. 在多基因病中由多基因基础决定的发生某种遗传病风险的高低称为(　　)。

A. 遗传度　　　B. 易感性　　　C. 易患性

D. 阈值　　　　E. 风险度

13. 癫痫是一种多基因遗传病,在我国该病的发病率为0.36%,遗传率约为70%。一对表型正常的夫妇结婚后,头胎因患有癫痫而夭折。如果他们再次生育,孩子患癫痫的概率是(　　)。

A. 70%　　　B. 60%　　　C. 6%

D. 0.6%　　　E. 0.36%

14. 多基因遗传病患者亲属的发病风险随着亲缘系数降低而骤降,下列患者的亲属中发病率最低的是(　　)。

A. 儿女　　　B. 孙子、孙女　　　C. 侄儿、侄女

D. 外甥、外甥女　　E. 表兄妹

15. 在多基因遗传病中,利用 Edwards 公式估算患者一级亲属的发病风险时,应用公式必须注意的条件是(　　)。

A. 群体发病率0.1%~1%,遗传率为70%~80%

B. 群体发病率70%~80%,遗传率为0.1%~1%

C. 群体发病率1%~10%,遗传率为70%~80%

D. 群体发病率70%~80%,遗传率为1%~10%

E. 任何条件不予考虑均可使用

16. 下列哪项为数量性状特征:(　　)。

A. 变异分为2~3群,个体间差异显著　　B. 变异在不同水平上分布平均

C. 变异分布连续,呈双峰曲线　　　　　D. 变异分布不连续,呈双峰曲线

E. 变异分布连续,呈单峰曲线

17. 下列哪项不符合多基因病的阈值、易患性平均值与发病率规律:(　　)。
    A. 群体易患性平均值越高,群体发病率越高
    B. 群体易患性平均值越低,群体发病率越低
    C. 群体易患性平均值越高,群体发病率越低
    D. 群体易患性平均值与发病阈值越近,则发病率越高
    E. 群体易患性平均值与发病阈值越远,则发病率越低

18. 在一个随机杂交的群体中,多基因遗传的变异范围广泛,大多数个体接近于中间类型,极端变异的个体很少。这些变异产生是由(　　)。
    A. 遗传基础和环境因素共同作用的结果
    B. 遗传基础的作用大小决定的
    C. 环境因素的作用大小决定的
    D. 主基因作用的结果
    E. 多对基因的分离和自由组合的作用的结果

19. 下列关于群体易患性的说法哪项正确:(　　)。
    A. 易患性在群体中呈连续分布
    B. 群体的易患性平均值越高,阈值越高
    C. 群体的易患性平均值越高,群体发病率越低
    D. 群体的易患性平均值越低,群体发病率越高
    E. 多基因病与染色体病同属复杂遗传病

20. 下列关于多基因病的特点叙述,正确的是(　　)。
    A. 近亲婚配时,子女患病风险增高,且比常染色体隐性遗传显著
    B. 病情越重,再发风险越小
    C. 有明显的家族聚集倾向
    D. 随亲属级别变远,患者亲属发病风险明显增大
    E. 畸形越轻,再现风险越大

21. 精神分裂症的一般人群发病率为1%,在患者一级亲属768人中,有80人发病,精神分裂症的遗传率约为(　　)。
    A. 1%　　　　　　B. 10.4%　　　　　　C. 40%
    D. 60%　　　　　　E. 80%

22. 先天性幽门狭窄是一种多基因遗传病,男性发病率为0.5%,女性发病率为0.1%,下列哪种情况发病率最高:(　　)。
    A. 女性患者的儿子　　B. 男性患者的儿子　　C. 女性患者的女儿
    D. 男性患者的女儿　　E. 以上都不是

23. 下列哪种患者的后代发病风险大:( )。
    A. 单侧唇裂　　　　B. 单侧腭裂　　　　C. 双侧唇裂
    D. 单侧唇裂+腭裂　　E. 双侧唇裂+腭裂

三、不定项选择题

1. 影响多基因遗传病发病风险估计的因素有( )。
    A. 群体发病率　　　B. 遗传度的高低　　C. 亲属级别远近
    D. 家庭中患者人数　E. 发病的严重程度
2. 下列哪些与多基因遗传有关:( )。
    A. 由微效基因构成的遗传方式　　B. 微效基因间有累加效应
    C. 微效基因都是共显性基因　　　D. 有些还存在主基因
    E. 性状受若干对基因控制
3. 某种多基因遗传病的遗传率是50%,这表明( )。
    A. 每个个体的易患性50%由遗传决定
    B. 该病总变异的50%与环境差异有关
    C. 该群体中有50%的成员发病由遗传差异造成
    D. 该病总变异中,总共50%与遗传差异有关
    E. 环境因素与遗传因素在决定该病的发生上有同等重要的作用
4. 数量性状遗传的特征是( )。
    A. 受环境因素影响　　　　　　B. 由主基因决定
    C. 群体变异曲线呈单峰　　　　D. 由一对显性基因决定
    E. 由2对或2对以上微效基因决定
5. 多基因遗传的微效基因所具备的特点是( )。
    A. 显性　　　　　　B. 共显性　　　　　C. 作用微小
    D. 有累加作用　　　E. 每对基因作用程度并不均衡
6. 多基因遗传与单基因遗传区别在于( )。
    A. 遗传基础是主基因　　　　　B. 遗传基础是微效基因
    C. 患者一级亲属再发风险相同　D. 群体变异曲线呈双峰或三峰
    E. 多基因性状形成都是环境因素与微效基因共同作用
7. 关于多基因遗传的说法正确的有( )。
    A. 多基因遗传病均受遗传因素与环境因素双重影响
    B. 两个极端变异个体杂交,子1代均为中间类型,不存在变异
    C. 两个极端变异个体杂交,子1代大多数为中间类型,也存在少数变异
    D. 两个中间类型个体杂交,子1代大多数为中间类型,但变异较广泛

E. 以上说法都正确

8. 影响多基因遗传病发病风险的因素有（　　）。
   A. 多基因的累加效应　　B. 染色体损伤　　　C. 发病率的性别差异
   D. 出生顺序　　　　　　E. 环境因素与微效基因协同作用

9. 多基因遗传的特点是（　　）。
   A. 发病率随亲属级别变远而骤降　　B. 发病率有种族差异
   C. 有家族聚集倾向
   D. 患者同胞发病风险约为25%或50%
   E. 是一些常见病和多发畸形，发病率一般超过0.1%

10. 目前对多基因病易感主基因进行筛选主要采用的方法有（　　）。
    A. 家系分析　　　　B. 关联分析　　　　C. 连锁分析
    D. 后选基因直接检测　E. 基因组扫描

11. 多基因遗传病的易患性平均值、发病阈值与发病率三者之间的关系是（　　）。
    A. 群体易患性平均值与发病阈值越近，群体发病率越高
    B. 群体易患性平均值与发病阈值越近，群体发病率越低
    C. 群体易患性平均值高，发病阈值高，群体发病率越高
    D. 群体易患性平均值高，发病阈值低，群体发病率越高
    E. 群体易患性平均值低，发病阈值低，群体发病率越低

12. 有些多基因遗传病的群体发病率有性别差异，患者的后代发病风险有以下特点:（　　）。
    A. 发病率低的性别，则患病阈值低，其子女的复发风险相对较低
    B. 发病率低的性别，则患病阈值高，其子女的复发风险相对较高
    C. 发病率高的性别，则患病阈值高，其子女的复发风险相对较高
    D. 发病率高的性别，则患病阈值低，其子女的复发风险相对较低
    E. 发病率高的性别，则患病阈值低，其子女的复发风险相对较高

13. 一种多基因遗传病的复发风险与以下哪些因素有关:（　　）。
    A. 近亲结婚　　　　B. 亲缘关系的远近　　C. 病情严重程度
    D. 亲属中患病人数　E. 该病的一般群体的发病率的大小

四、填空题

1. 多基因遗传病的再发风险与疾病的_____大小、_____级别、_____程度及家系中的_____密切相关。

2. 多基因病受多对基因控制，每对基因作用微小，因此称为_____；各个基

因的贡献率不同,对疾病的发生影响较大的基因即所谓的_____。多基因病发生受基因和_____的双重作用。

3. 多基因遗传性状的变异在群体中的分布是_____,不同个体间只有量的变异,因此称之为_____性状。

4. 在多基因遗传病中,由遗传基础决定的一个个体患病的风险称为_____,而由遗传基础和环境共同决定一个个体是否患病的风险称为_____。

5. 多基因病的发生受_____和_____因素双重影响,其中前者所起作用的大小称_____。

6. 多基因遗传性状或遗传病,除受微效基因的作用外,还受环境因素的影响,故又称为_____。

7. 精神分裂症的遗传度为80%,若群体发病率是1%,一男性患者与一正常女性婚配,他们子女的发病风险是_____。

8. 性状的变异在群体中的分布是连续的,这种性状叫做_____,它是由_____和_____共同决定的。

9. 阈值的本质是代表患病所必需的、最低的_____的数量。

10. 多基因遗传病患者同胞中的发病率一般为_____。

11. 应用Edwards公式估计多基因遗传病再发风险时,要求群体发病率为_____,遗传度为_____。

12. 群体易患性平均值与阈值相距较远,则群体发病率_____。

13. 在多基因遗传病中,发病率如果有性别差异,则发病率高的性别阈值_____。

14. 某种多基因遗传病,男性发病率高于女性发病率,女性患者生育的后代发病风险_____。

15. 群体易患性变异呈_____,大多数人接近平均值。

16. _____代表在一定条件下患病所必需的、最低的易患基因的数量。

17. 群体易患性平均值与阈值相距越远,则易患性_____,群体发病率越_____。

18. 群体易患性平均值与阈值相距越近,群体发病率越_____。

19. 多基因遗传病中,由_____与_____共同决定的个体患病可能性的大小称为易患性。

20. 多基因遗传中,由_____决定个体患病的风险叫易感性。

21. 一个家庭中,患病亲属越多,后代复发风险_____。

五、问答题

1. 试比较质量性状与数量性状遗传的异同处。

2. 唇裂在我国人群中发病率为17/10 000,调查100例先证者的家系,患者一级亲属1 002人中,有44人发病。求唇裂的遗传率(一级亲属发病率=4.4%时,查X和a值表得$X_g=2.929, a_g=3.217$和$X_r=1.706$)。

3. 在估计多基因遗传病的发病风险时,应考虑哪些情况?

4. 哮喘病是一种多基因病,群体发病率约1%,遗传率约80%。一个婴儿的父亲患哮喘病,试问这个婴儿将来患哮喘病的风险如何?

5. 如果黑白混血儿(AaBb)和基因型相同的另一个黑白混血儿结婚,他们子女的肤色深浅如何?

6. 为什么多基因遗传的性状呈现单峰分布?

7. 多基因遗传病的特点有哪些?

参 考 答 案

一、名词解释

1. 质量性状:由一对等位基因控制的呈不连续变异的性状。

2. 数量性状:由多对等位基因控制的呈连续变异的性状。

3. 易感性:在相同环境下,完全由基因决定的个体患病的风险,即由遗传基础决定的个体患病的风险。

4. 易患性:多基因遗传病中,遗传因素与环境因素共同决定的个体患某种遗传病的可能性。

5. 阈值:由易患性所导致的多基因遗传病发病的最低限度称为阈值。在一定条件下,阈值代表患病所必需的、最低的易患基因的数量。

6. 遗传度:又称遗传率,多基因遗传病的发病受遗传因素和环境因素的双重影响,其中遗传因素所起作用的大小称为遗传度。

7. 微效基因:在多基因遗传中,每对控制基因的效应微小,故称为微效基因。

8. 累加效应:多基因遗传中,不同的微效基因可以累加作用,形成一个明显的表型效应。

9. 主基因:多基因遗传中,对表型决定起主要作用的基因。

二、单项选择题

1. B 2. C 3. C 4. C 5. C 6. D 7. A 8. C 9. C
10. A 11. C 12. B 13. C 14. E 15. A 16. E 17. C 18. A
19. A 20. C 21. E 22. A 23. E

三、不定项选择题

1. ABCDE 2. ABCDE 3. ABDE 4. ACE 5. BCDE 6. BCE
7. ACD 8. ACE 9. ABCE 10. ABCDE 11. AD 12. BD
13. ABCDE

四、填空题

1. 遗传度 亲属 严重 患病人数
2. 微效 主基因 环境
3. 连续的 数量
4. 易感性 易患性
5. 遗传 环境 遗传度
6. 多因子遗传
7. 10%
8. 数量性状 遗传因素 环境因素
9. 易患基因
10. 1‰~10%
11. 0.1‰~1% 70%~80%
12. 低
13. 低
14. 高
15. 正态分布
16. 阈值
17. 低 低
18. 高
19. 遗传因素 环境因素
20. 遗传基础
21. 高

五、问答题

1. 两种遗传性状的共同之处：都有一定的遗传基础，常表现有家族的倾向。

  两种性状遗传的不同之处：① 单基因遗传是由一对等位基因决定；遗传方式较明确，即显性或隐性；单基因遗传群体变异曲线是不连续分布，呈现 2~3 个峰；显性和隐性表现型比例按 1/2 或 1/4 规律遗传，表现为质量性状。② 多基因遗传由多对微效基因和环境因素共同决定；遗传方式不明确；变异在群体中呈连续分布，表现为数量性状。

2. 一级亲属发病率：$44/1000 \times 100\% = 4.40\%$，查 X 和 a 值表得 $X_g = 2.929$，$a_g = 3.217$ 和 $X_r = 1.706$，由

$$b = (X_g - X_r)/a_{gd} = (2.929 - 1.706)/3.217 = 0.38$$

则遗传率为

$$h^2 = b/r = 0.38/0.5 = 0.76 = 76\%$$

3. ① 该病的遗传度和一般群体的发病率的大小：当某一种多基因病的遗传度在 70%~80%，一般群体的发病率在 0.1‰~1% 之间时，患者一级亲属的再发风险 $q_r = \sqrt{q_g}$（q_g 为一般群体的患病率）。② 多基因的累加效应与再发风险：患病人

数越多,反映了双亲带有的易患基因数量越多,则其再次生育的再发风险越高。病情越严重的患者必然带有越多的易患基因,再次生育时复发风险也将相应地增高。③ 多基因遗传病的群体发病率有性别差异,发病率低的性别,子女发病风险就高;发病率高的性别,子女发病风险就低。

4. 10%(遗传度在 70%~80% 之间,而群体发病率为 0.1%~1% 的病种中,患者一级亲属的发病率约为群体发病率的平方根)。

5. 由亲代婚配后子代的基因型判断:

$$AaBb \times AaBb$$

| 1AABB | 2AABb | 2AaBB | 4AaBb | 1Aabb | 1aaBB | 2Aabb | 2aaBb | 1aabb |
| 纯黑 | 深黑 | 深黑 | 棕色 | 棕色 | 棕色 | 浅黑 | 浅黑 | 纯白 |

6. 多基因遗传的性状为数量性状,不同个体之间数量性状的差异,只是量的差异,呈连续变异,故表现出单峰(正态分布)。数量性状受遗传因素和环境因素的双重影响。

7. 多基因遗传病的特点有:① 常见病,发病率 0.1%~1%;② 不同种族间发病率不同;③ 家族聚集,患者同胞发病率为 1%~10%;④ 随亲属级别降低,再发风险下降;⑤ 近亲婚配子女发病风险增高;⑥ 一个家庭有两个以上患者,患者一级亲属的发病率相应增高;⑦ 多基因病发病有性别差异时,发病率高的性别,患者后代发病风险低;发病率低的性别,患者后代发病风险高。

(汪 萍)

第四章　群体遗传

本章学习要点

群体遗传学是应用数学和统计学方法研究群体中基因的分布以及基因频率和基因型频率的维持和变化的科学。Hardy-Weinberg 平衡定律是遗传学中最基本的原理之一，即在一个大群体中，如果是随机婚配，没有突变，没有自然选择，没有大规模迁移及基因流，群体中的基因频率和基因型频率在一代代传递中保持不变。

影响遗传平衡的因素有非随机婚配、选择、突变、遗传漂变、基因流等。非随机婚配比较常见的有选型婚配和近亲婚配。近亲婚配不仅会提高后代的有害隐性基因纯合子的发生风险，而且会增加后代对多基因或多因素疾病的易感性。由于近亲婚配，子女中得到相同等位基因的概率称为近婚系数。

遗传负荷分为突变负荷、分离负荷。影响遗传负荷的因素包括近亲婚配对遗传负荷的影响、环境对遗传负荷的影响。

复习思考题

一、名词解释

1. 群体(Population)
2. 群体遗传学(Population Genetics)
3. 基因频率(Gene Frequency)
4. 基因型频率(Genotype Frequency)
5. 近亲婚配(Consanguinous Mating)
6. 近婚系数(F)(Inbreeding Coefficient)
7. 亲缘系数(Coefficient of Relationship)
8. 适合度(Fitness)
9. 选择系数(Selection Coefficient)
10. 遗传漂变(随机遗传漂变)(Genetic Shift)
11. 基因流(Gene Flow)

12. 遗传负荷(Genetic Load)

二、单项选择题

1. 一个有性生殖群体所含的全部遗传信息称为（　　）。
   A. 基因组　　　　　　B. 基因文库　　　　　　C. 基因库
   D. 基因频率　　　　　E. 基因型频率

2. 基因频率是指（　　）。
   A. 某一基因的数量　　　　　　B. 某一等位基因的数量
   C. 某一基因在所有基因中所占的比例
   D. 某一基因在所有等位基因中所占的比例
   E. 某一对等位基因的数量

3. 在一个群体中，BB 为 49％、Bb 为 42％、bb 为 9％，B 基因的频率为（　　）。
   A. 0.09　　　　　　　B. 0.7　　　　　　　C. 0.49
   D. 0.42　　　　　　　E. 0.14

4. 一对夫妇表型正常，丈夫的妹妹是白化病（AR）患者。假定白化病在人群中的发病率为 1/10 000，这对夫妇生下白化病患者的概率是（　　）。
   A. 1/50　　　　　　　B. 1/100　　　　　　C. 1/4
   D. 1/300　　　　　　E. 1/400

5. PTC 味盲为常染色体隐性性状，我国汉族人群中 PTC 味盲者占 9％，相对味盲基因的显性基因频率是（　　）。
   A. 0.3　　　　　　　B. 0.49　　　　　　　C. 0.42
   D. 0.7　　　　　　　E. 0.09

6. 下列处于遗传平衡状态的群体是（　　）。
   A. AA：0.16；Aa：0.64；aa：0.20　　　B. AA：0.25；Aa：0.50；aa：0.25
   C. AA：0.30；Aa：0.50；aa：0.20　　　D. AA：0.50；Aa：0；aa：0.50
   E. AA：0.75；Aa：0.25；aa：0

7. 关于群体，下列哪项描述是正确的：（　　）。
   A. 生活在同一环境的不同物种的个体群
   B. 生活在不同环境的同一物种的个体群
   C. 生活在不同环境的不同物种的个体群
   D. 生活在同一环境的同一物种的个体群
   E. 生活在同一环境的所有物种构成的群体

8. 选择作用与遗传负荷的关系是（　　）。
   A. 减少群体的遗传负荷　　　　　　B. 增加群体的遗传负荷

C. 不影响群体的遗传负荷　　　　D. 选择增大显性致死基因的频率

E. 选择可降低 X-连锁隐性基因的频率

9. 某群体苯丙酮尿症的群体发病率为 1/10 000,一对表型正常的姑表兄妹婚配,他们后代罹患苯丙酮尿症的概率是(　　)。

　　A. 1/100　　　　　　B. 1/200　　　　　　C. 1/400

　　D. 1/800　　　　　　E. 1/1 600

10. PTC 味盲和无耳垂均为常染色体隐性遗传性状,控制两种性状的基因间为非连续,在一个平衡的群体中,PTC 味盲的频率为 0.09,无耳垂的频率为 0.25,该群体中有耳垂且味盲的个体约占(　　)。

　　A. 0.5　　　　　　　B. 0.045　　　　　　C. 0.067 5

　　D. 0.022 5　　　　　E. 0.225

11. 通常表示遗传负荷的方式是(　　)。

　　A. 群体中有害基因的多少　　B. 群体中有害基因的总数

　　C. 群体中有害基因的平均频率　　D. 一个个体携带的有害基因的数目

　　E. 群体中每个个体携带的有害基因的平均数目

12. 遗传漂变指的是(　　)。

　　A. 基因在群体间的迁移　　B. 基因频率的增加

　　C. 基因频率的降低　　　　D. 基因由 A 变为 a 或由 a 变为 A

　　E. 基因频率在小群体中的随机增减

13. 下列不会改变群体基因频率的是(　　)。

　　A. 群体混合　　　　B. 选择作用增加　　　　C. 突变率降低

　　D. 群体内随机婚配　　E. 群体变为很小

14. 舅外甥女之间 X 连锁基因的近婚系数是(　　)。

　　A. 0　　　　　　　　B. 1/8　　　　　　　　C. 1/16

　　D. 1/64　　　　　　E. 1/128

15. 某种显性致死突变遗传病,由于医疗技术的进步,患者可存活并生育子女。若干年后,预期在这一群体中,此类疾病的发病率将怎样变化:(　　)。

　　A. 发病率降低　　　B. 发病率升高　　　　C. 突变率升高

　　D. 症状逐渐减轻　　E. 没有变化

16. 100 名某遗传病患者共生育了 32 个孩子,而他们的 250 个正常同胞共生育了 400 个孩子,这种遗传病的选择系数是(　　)。

　　A. 0.2　　　　　　　B. 0.4　　　　　　　　C. 0.5

　　D. 0.6　　　　　　　E. 0.8

17. 人群中遗传负荷的增高主要是由于(　　)。

A. 常染色体显性有害基因频率的增高

B. 常染色体隐性有害基因频率的增高

C. X连锁隐性有害基因频率的增高

D. X连锁显性有害基因频率的增高

E. 中性突变产生的新基因频率的增高

18. 常染色体遗传中三级亲属的近婚系数是(　　)。
    A. 1/8　　　　　B. 1/16　　　　　C. 1/36
    D. 1/24　　　　 E. 1/48

19. 在一个群体中遗传负荷的含义是指每一个体所带有的(　　)。
    A. 等位基因　　　B. 易患性基因　　C. 显性基因
    D. 复等位基因　　E. 致死基因

20. 在一个遗传不平衡的大群体中,通过随机交配,经(　　)后可达到遗传平衡。
    A. 1代　　　　　B. 2代　　　　　C. 4代
    D. 4代以上　　　E. 无数代

21. 决定一个个体适合度的是(　　)。
    A. 性别　　　　　B. 健康状况　　　C. 寿命
    D. 生存能力　　　E. 生殖能力

22. 在一个10万人的小镇中普查遗传病时,发现有10个白化病患者(6男,4女),由此可估计这个群体中白化病基因的频率为(　　)。
    A. 1/10 000　　　B. 1/5 000　　　C. 1/100
    D. 1/50　　　　　E. 1/250

23. 在上题所说的群体中,白化病致病基因携带者的频率是(　　)。
    A. 1/10 000　　　B. 1/5 000　　　C. 1/100
    D. 1/50　　　　　E. 1/250

24. 在上题所说的群体中,随机婚配后生育白化病患者的风险是(　　)。
    A. 1/10 000　　　B. 1/5 000　　　C. 1/100
    D. 1/50　　　　　E. 1/250

三、不定项选择题

1. 维持群体遗传平衡的条件包括(　　)。
   A. 群体很大　　　B. 近亲婚配　　　C. 随机遗传漂变
   D. 没有选择　　　E. 无限制的迁移

2. 一个遗传平衡的群体如随机结婚,代代保持不变的是(　　)。

A. 死亡率 B. 发病率 C. 基因频率
D. 基因型频率 E. 表现型频率

3. 假定半乳糖血症的群体发病率是 1/10 000，则（   ）。
   A. 致病基因的频率为 0.01 B. 携带者的频率为 0.1
   C. 随机婚配后代发病率为 1/3 200 D. 表兄妹婚配后代发病率为 1/1 600
   E. AA 基因型的频率为 0.09

4. 群体中尿黑酸尿症（AR）的杂合子频率为 0.004，那么（   ）。
   A. 随机婚配后代患尿黑酸尿症的概率是 0.000 04
   B. 随机婚配后代患尿黑酸尿症的概率是 0.000 004
   C. 姑表兄妹婚配后代患尿黑酸尿症的概率是 0.008
   D. 姑表兄妹婚配后代患尿黑酸尿症的概率是 0.004
   E. 舅甥之间的近婚系数是 1/8

5. 遗传负荷的降低可通过（   ）来实现。
   A. 控制环境污染 B. 禁止近亲结婚 C. 预防基因突变
   D. 预防染色体畸变 E. 降低自然选择

6. Hardy-Weinberg 平衡律是指（   ）。
   A. 在一个大群体中发生的某种现象 B. 选型婚配
   C. 没有突变发生 D. 没有大规模迁移
   E. 群体基因频率和基因型频率在世代传递中保持不变

7. 在一个 100 人的群体中，AA 为 60%，Aa 为 20%，aa 为 20%，那么该群体中（   ）。
   A. A 基因的频率为 0.7 B. a 基因的频率为 0.3
   C. 是一个遗传平衡群体 D. 是一个遗传不平衡群体
   E. 经过一代后基因频率和基因型频率都会发生变化

8. 对于一种相对罕见的 X 连锁隐性遗传病，其男性发病率为 q，则（   ）。
   A. 女性发病率是 q B. 人群中杂合子频率为 $2q$
   C. 男性患者是女性患者的 2 倍 D. 女性患者是男性患者的 2 倍
   E. 女性发病率为 q^2

9. 在遗传平衡的基础上，可以推导得出下列数据：（   ）。
   A. 对于一种罕见的 AD 病，几乎所有的受累者均为杂合子
   B. 对于一种罕见的 AR 病，杂合携带者的频率约为致病基因频率的 2 倍
   C. 对于一种罕见的 XD 病，男性患者是女性患者的 1/2
   D. 对于一种罕见的 XR 病，男性患者为女性患者的 $1/q$
   E. 对于一种罕见的 Y 伴性遗传病，男性患者是女性患者的 2 倍

10. 以 AR 为例,亲属之间的亲缘系数正确的是( )。
    A. 姨表兄妹为 1/8   B. 祖孙为 1/4   C. 舅甥为 1/4
    D. 同胞兄妹为 1/2   E. 双生子兄妹为 1
11. 影响遗传负荷的因素是( )。
    A. 随机婚配   B. 近亲婚配   C. 电离辐射
    D. 化学诱变剂   E. 迁移
12. 医学群体遗传学研究( )。
    A. 致病基因的产生及在人群中的频率和分布
    B. 致病基因的组合和分配规律
    C. 预测人群中各种遗传病的出现频率和传递规律
    D. 制定预防遗传病的对策
    E. 估计遗传病再发风险和指导婚姻与生育

四、填空题

1. 遗传平衡群体的基因频率和基因型频率可用公式表示为_____。
2. 一个群体中某一基因型的个体占群体中全部个体的比率称_____,同一基因座位所有基因型频率之和应该等于_____。
3. 影响群体遗传平衡的主要因素有_____、_____、_____、_____和_____。
4. 适合度是指在一定的环境条件下,某基因型的个体能够生存并将其基因传给下一代的能力,可用相同环境中不同个体的_____来衡量。
5. 选择系数 S 是指在选择作用下降低的适合度 f,两者的关系是_____。
6. 近亲结婚的危害主要来自隐性等位基因的_____。
7. 红绿色盲的男性发病率为 0.07,女性发病率为_____。
8. 人群中隐性基因遗传病发病率不高,但_____的比例却相当高。
9. 遗传漂变一般是指发生在_____群体里的等位基因的随机变化。
10. 选择对常染色体隐性致病基因的作用是_____,对显性等位基因的作用是_____。
11. 遗传负荷一般用群体中的_____来表示,它主要来源于_____和_____。
12. 医学遗传学通常将_____代内有共同的祖先的一些个体称为近亲。我国常见近亲结婚程度及其遗传效应通常用_____来度量。
13. Hardy-Wenberg 平衡的条件包括_____、_____、_____、_____和_____。

五、问答题

1. 什么是遗传平衡定律?
2. 影响群体遗传平衡的因素有哪些?
3. 在某一群体大约 2 500 个新生儿中有一个囊性纤维变性患者,这是一种通常导致死亡的常染色体隐性遗传病,试估计群体中该基因以及杂合子的频率。
4. 在一个杂合子 Aa 是 50% 的人类群体中,基因 A 和 a 的频率各是多少(假定这个群体是遗传平衡群体)?
5. 色盲是性连锁隐性遗传病。在人类中,女性色盲为 36‰,并且处于平衡状态。试问:
   (1) 男性色盲的频率是多少?
   (2) 女性色盲基因杂合子的频率是多少?
6. 在某一人群中,白化病的发病率约为 1/40 000,假定该群体为遗传平衡群体。试问:
   (1) 携带者的频率是多少?
   (2) 携带者与患者的比例是多少?
7. 我国婚姻法规定:"禁止 3 代以内旁系血亲之间通婚。"如果人群中的遗传负荷水平以每个人平均携带 5 个有害基因来计算,说明上述规定是否符合科学道理。

参 考 答 案

一、名词解释

1. **群体**:指生活在同一地区并能够相互交配产生可育后代的一群个体。
2. **群体遗传学**:是研究群体的遗传组成及其变化规律的科学,即研究群体的基因分布、基因频率和基因型频率的维持和变化规律的科学。
3. **基因频率**:指某一基因在群体中出现的频率,即一种等位基因占该基因座位全部等位基因的比率。
4. **基因型频率**:指特定基因型的个体在群体中所占的比率。
5. **近亲婚配**:有共同祖先血缘关系的亲属婚配。
6. **近婚系数(F)**:由于近亲婚配,子女中得到相同等位基因的概率。
7. **亲缘系数**:两个人从共同祖先获得某基因座位的同一等位基因的概率。
8. **适合度**:在一定环境条件下,个体能够生存并把他的基因传给下一代的能力,用相对生育率来表示。

9. 选择系数:指由于选择作用适合度降低的程度,用 S 表示。

10. 遗传漂变(随机遗传漂变):小群体或隔离人群中,基因频率随机波动的现象。

11. 基因流:随着群体迁移,两个群体混合并相互婚配,导致等位基因跨越种族或地界渐进混合的现象。

12. 遗传负荷:由群体中导致适合度下降的所有有害基因构成。

二、单项选择题

1. C 2. D 3. B 4. D 5. D 6. B 7. D 8. A 9. E
10. C 11. E 12. E 13. D 14. B 15. B 16. E 17. B 18. B
19. E 20. A 21. E 22. C 23. D 24. A

三、不定项选择题

1. AD 2. CD 3. AD 4. BE 5. ABCD 6. ACDE
7. ABD 8. BE 9. ABCD 10. ABCDE 11. BCD 12. ABCDE

四、填空题

1. $(p+q)^2 = p^2 + 2pq + q^2$

2. 基因型频率 1

3. 非随机婚配 突变 选择 遗传漂变 迁移

4. 相对生育率

5. $S = 1 - f$

6. 纯合

7. 0.004 9

8. 携带者

9. 小

10. 不明显 明显

11. 个体携带有害基因的数量来衡量 突变负荷 分离负荷

12. 3~4 近婚系数

13. 群体非常大 随机婚配 没有自然选择 没有突变 没有迁移

五、问答题

1. 遗传平衡定律是在一个大的群体中,进行随机婚配而非选择性婚配,没有自然选择,没有突变发生,没有大规模的迁移等条件下,群体中的基因频率和基因型频率在一代一代繁殖过程中保持稳定的现象,也称为 Hardy-Weinberg 定律。

2. 影响遗传平衡的因素主要有:① 非随机婚配:近亲婚配不仅会提高后代的有害隐性基因纯合子的发生风险,而且会增加后代对多基因疾病的出生缺陷的易感性;② 突变:对遗传结构的改变在于增高群体中某一基因的频率;③ 选择:选择的作用是降低有害基因的频率;④ 遗传漂变:可以使基因频率在小群体世代传递中随机变化,甚至使等位基因中的某一基因消失,另一基因固定;⑤ 基因流:群体的大规模迁移,新的等位基因进入另一群体。

3. $q^2=1/2\,500, q=1/50, p=1-q=49/50, 2pq=49/1\,250$。

4. $2pq=1/2, p(1-p)=1/4, p=1/2, q=1/2$。

5. $q^2=36/1\,000, q=0.19, p=1-q=81/100, 2pq=31/100$。

6. $q^2=1/40\,000, q=1/200, p=199/200, 2pq=0.009\,95, 2pq/q^2=398$。

7. 由于3代以内近婚者之间至少有1/8的基因相同,如以表兄妹结婚为例,婚配一方有5个有害基因,则表兄妹结婚后导致这5个有害基因纯合的总概率为 $5×1/8×1/4=5/32=15.7\%$,即将有约1/6的后代可能是死胎、流产和常染色体隐性遗传病患者及智力低下或体弱者。所以此条规定是符合科学原理的。

(朱晓蕾,徐思斌)

第五章　线粒体疾病的遗传和线粒体病

本章学习要点

线粒体 DNA(mtDNA)是独立于细胞核染色体外的又一基因组,被称为人类第 25 号染色体,遗传特点表现为非孟德尔遗传方式,又称核外遗传。mtDNA 呈裸露闭环双链状,分为重链和轻链,重链(H 链)富含鸟嘌呤,轻链(L 链)富含胞嘧啶,可进行半保留复制,与核基因转录比较有很大的差异。人类线粒体基因组全长 16 569 bp,包括 37 个基因。mtDNA 突变率比核 DNA 高 10~20 倍。突变类型主要包括点突变、大片段重组和 mtDNA 数量减少。mtDNA 突变的修复机制主要有切除修复和转移修复。

线粒体疾病通常是指线粒体 DNA 突变所致的线粒体功能异常。线粒体疾病的遗传表现为母系遗传,有异质性和阈值效应。线粒体对外界环境因素的变化很敏感,一些环境因素的影响可直接造成线粒体功能的异常。mtDNA 突变引起的疾病主要有 Leber 遗传性视神经病、线粒体脑肌病、线粒体心肌病、帕金森病等。另外,衰老、肿瘤、糖尿病、冠心病、氨基糖苷类诱发的耳聋皆被认为与 mtDNA 异常相关。

复习思考题

一、名词解释

1. 异质性(Heteroplasmy)
2. 阈值效应(Threshold Effect)
3. 线粒体病(Mitochondrial Disease)
4. 母系遗传(Maternal Inheritance)

二、单项选择题

1. 线粒体疾病的遗传特征为(　　)。
    A. 孟德尔式遗传　　　　B. 母系遗传　　　　C. 多基因遗传

D. 交叉遗传　　　　　　E. 单基因遗传
2. 下面关于 mtDNA 的描述中,哪一项不正确:(　　)。
　　A. mtDNA 的表达与核 DNA 无关
　　B. mtDNA 是双链环状 DNA
　　C. mtDNA 转录方式类似于原核细胞
　　D. mtDNA 有重链和轻链之分
　　E. mtDNA 的两条链都有编码功能
3. mtDNA 中编码 tRNA 基因的数目有(　　)。
　　A. 37 个　　　　　B. 13 个　　　　　C. 17 个
　　D. 22 个　　　　　E. 2 个
4. mtDNA 指的是(　　)。
　　A. 双链 DNA　　　B. 单链 DNA　　　C. 突变 DNA
　　D. 线粒体 DNA　　E. 基因组中特殊的重复序列
5. mtDNA 中含有(　　)。
　　A. 37 个基因　　　B. 大量调控序列　　C. 内含子
　　D. 终止子　　　　E. 高度重复序列
6. 受精卵中的线粒体(　　)。
　　A. 几乎全部来自父亲　　　　B. 几乎全部来自母亲
　　C. 父亲与母亲各提供 1/2　　D. 受精卵形成后产生
　　E. 大部分来自父亲
7. 下列不属于 mtDNA 特征的是(　　)。
　　A. 双链环状　　　B. 与组蛋白紧密结合　C. 各基因之间排列紧凑
　　D. 两条链均有编码功能　　　　　　　　E. 半保留复制
8. 最早发现与 mtDNA 突变有关的疾病是(　　)。
　　A. 遗传性代谢病　　　　　B. Leber 遗传性视神经病
　　C. 白化病　　　　　　　　D. 分子病
　　E. 苯丙酮尿症
9. 对线粒体依赖程度最高的组织是(　　)。
　　A. 心脏　　　　　B. 肝脏　　　　　C. 骨骼肌
　　D. 肾脏　　　　　E. 中枢神经系统
10. 线粒体遗传的"瓶颈效应"是指(　　)。
　　A. 卵细胞形成期 mtDNA 数量剧减
　　B. 卵细胞形成期 nDNA 数量剧减
　　C. 精子形成过程中 nDNA 数量剧减

D. 精子形成过程中 mtDNA 数量剧减

E. 卵细胞形成期突变 mtDNA 数量剧减

11. 通常所指的线粒体病是（　　）。
    A. 线粒体功能异常所致的疾病　　B. mtDNA 突变所致的疾病
    C. 线粒体结构异常所致的疾病　　D. 线粒体数量异常所致的疾病
    E. mtDNA 数量变化所致的疾病

12. 点突变若发生于 mtDNA 中的 tRNA 或 rRNA 基因上，可导致（　　）。
    A. 呼吸链中多种酶缺陷　　B. 呼吸链中某种酶缺陷
    C. 线粒体蛋白输入缺陷　　D. 物质氧化分解缺陷
    E. mtDNA 复制缺陷

13. 下列不属于 mtDNA 突变形式的是（　　）。
    A. 缺失　　　　B. 重复　　　　C. 点突变
    D. mtDNA 数量减少　　E. 易位

14. 下列哪种疾病的发生与线粒体 DNA 突变有关：（　　）。
    A. 血友病　　　　B. 舞蹈症　　　　C. 肌营养不良症
    D. 帕金森病　　　E. 苯丙酮尿症

15. Leber 遗传性视神经病患者最常见的 mtDNA 突变类型是（　　）。
    A. G14459A　　B. G3460A　　C. T14484C
    D. G11778A　　E. G15257A

16. 与衰老有关的 mtDNA 突变类型主要是（　　）。
    A. 插入　　　　B. 缺失　　　　C. 重复
    D. 点突变　　　E. 融合基因

17. 下列不属于线粒体脑肌病特征的是（　　）。
    A. 线粒体功能缺陷引起的多系统疾病
    B. 以中枢神经系统和肌肉系统病变为主
    C. 多表现为肌力低下、易疲劳、小脑失调、耳聋、痴呆等症状
    D. 各组织内 mtDNA 突变类型相同
    E. 呼吸链酶活性正常的肌纤维与酶活性缺失的肌纤维混合

18. mtDNA 突变诱导糖尿病的机制可能是（　　）。
    A. 使糖原异生减少　　B. 使糖耐量增加
    C. 使 β 细胞不能感受血糖值　　D. 破坏了 β 细胞细胞膜的完整性
    E. 使脂肪细胞对胰岛素的反应增强

三、不定项选择题

1. 关于线粒体基因组描述正确的是（　　）。

A. 分为编码区和非编码区 B. 各基因间排列紧密
C. 大多无内含子 D. 突变率高,多态性普遍
E. 可编码线粒体中全部的 tRNA 和 rRNA

2. mtDNA 的修复机制是(　　)。
   A. 转移修复　　　　B. 光复活修复　　　　C. 切除修复
   D. SOS 修复　　　　E. 重组修复

3. mtDNA 的转录特点是(　　)。
   A. 两条链均有编码功能　　　　B. 两条链以相同速率从启动子处转录
   C. 两条链按同一方向转录　　　　D. 遗传密码与核 DNA 不完全相同
   E. 两条链的初级转录产物皆为巨大的多顺反子

4. 线粒体 DNA 复制的特点是(　　)。
   A. 全保留复制　　　　B. 按顺时针方向复制
   C. 复制过程中,H 链长时间处于单链状态
   D. 两条链的复制起始点相隔 2/3 个 mtDNA
   E. 首先以 L 链为模板合成 H 链

5. 线粒体疾病的遗传特点包括(　　)。
   A. 母系遗传　　　　B. 异质性　　　　C. 阈值效应
   D. 不均等的有丝分裂分离　　　　E. 存在遗传印记现象

6. 线粒体多质性是指(　　)。
   A. 一个细胞中有多个线粒体　　　　B. 一个线粒体中有多个核糖体
   C. 一个线粒体中有多种 DNA　　　　D. 一个细胞中有多种 mtDNA 拷贝
   E. 不同的细胞中线粒体数量不同

7. 线粒体异质性是指(　　)。
   A. 包括长度异质性和序列异质性　　　　B. 在儿童中的发生率远远高于成人
   C. 仅存在于非编码区　　　　D. 在神经、肌肉系统中发生率高
   E. 正常人高发于 D 环区

8. 下列对线粒体遗传的表述,不正确的是(　　)。
   A. 同质性细胞可漂变为异质性
   B. 低突变型 mtDNA 水平不会引起临床症状
   C. 突变 mtDNA 具有复制优势
   D. 线粒体疾病不随年龄增加而渐进性加重
   E. 野生型 mtDNA 对突变型 mtDNA 有保护和补偿作用

9. 影响 mtDNA 突变阈值的因素包括(　　)。
   A. 组织器官对能量的依赖程度　　　　B. mtDNA 的突变类型

C. 组织的功能状态 　　　　　　　D. 组织细胞的老化程度
E. 个体的发育阶段
10. mtDNA 突变率高的原因主要有（　　）。
A. 基因排列紧密 　　　　　　　　B. mtDNA 是裸露的
C. 位于内膜附近,易受氧化损伤
D. 复制过程中,L 链长时间处于单链状态
E. 缺乏有效的 DNA 损伤修复能力

四、填空题

1. 广义的线粒体病指以_____异常为主要病因的一大类疾病。

2. 对于 mtDNA 存在异质性的细胞,其有丝分裂时_____mtDNA 和_____mtDNA 发生分离,随机地分配到子细胞中,使子细胞拥有不同比例的突变型 mtDNA 分子,这就是不均等的有丝分裂分离,是_____疾病遗传中出现的一种现象。

3. 就广义的线粒体疾病概念而言,根据缺陷的遗传原因,可将线粒体疾病分为_____、_____以及_____三种类型。

4. 线粒体病是一种多系统疾病,如病变以中枢神经系统为主,称为_____；如病变以骨骼肌为主,称为_____；如病变同时侵犯中枢神经系统和骨骼肌,称为_____。

5. 异质性细胞的表现型依赖于细胞内_____和_____mtDNA 的相对比例,能引起特定组织器官功能障碍的突变 mtDNA 的最少数量称_____。

五、问答题

1. 简述人类 mtDNA 的结构特点。
2. 简述线粒体疾病的遗传特点。
3. 简述 mtDNA 突变的主要类型及其遗传效应。
4. mtDNA 突变引起的疾病主要有哪些？

参　考　答　案

一、名词解释

1. 异质性:同一个体、组织或细胞内同时存在两种或两种以上类型的 mtDNA,称为异质性。

2. 阈值效应:异质性细胞的表现型依赖于细胞内突变型和野生型 mtDNA 的相对比例,能引起特定组织器官功能障碍的突变 mtDNA 的最少数量称阈值。

3. 线粒体病:以线粒体 DNA 结构或功能异常为主要病因的一大类疾病称为线粒体病。

4. 母系遗传:在精卵结合时,卵细胞内拥有上百万拷贝的 mtDNA,而精子中只有很少的线粒体,受精时几乎不进入受精卵,因此,受精卵中的线粒体 DNA 几乎全都来自于卵子,母亲将 mtDNA 传递给她的儿子和女儿,但只有女儿能将其 mtDNA 传递给下一代。

二、单项选择题

1. B   2. A   3. D   4. D   5. A   6. B   7. B   8. B   9. E
10. A   11. B   12. A   13. E   14. D   15. D   16. B   17. C   18. C

三、不定项选择题

1. ABCDE   2. AC   3. ABDE   4. CDE   5. ABCD   6. D   7. ADE
8. ABD   9. ABCDE   10. ABCE

四、填空题

1. 线粒体功能

2. 突变型 野生型 线粒体

3. nDNA 缺陷 mtDNA 缺陷 nDNA 和 mtDNA 联合缺陷

4. 线粒体脑病 线粒体肌病 线粒体脑肌病

5. 突变型 野生型 阈值

五、问答题

1. 人的 mtDNA 全长 16 569 bp,呈闭环双链状,由一条重链和一条轻链组成。分为编码区与非编码区,编码区含 37 个基因(22 个 tRNA 基因、2 个 rRNA 基因、13 个 mRNA 基因),基因内部无内含子和终止密码子,突变率高,多态现象普遍。

2. 线粒体疾病的遗传特点包括:① 母系遗传:受精卵中的线粒体几乎全部来自卵子,因此只有母亲的突变线粒体可以传给后代;② 异质性:同一个体、组织或细胞内野生型 mtDNA 和突变型 mtDNA 共存;③ 阈值效应:细胞中突变型 mtDNA 达到一定数量,才会表现出临床症状;④ 不均等的有丝分裂分离:有丝分裂时野生型 mtDNA 和突变型 mtDNA 发生分离,随机地分配到子细胞中。

3. mtDNA 突变的主要类型及其遗传效应有:① 点突变:点突变发生于 tRNA

或 rRNA 基因,影响 mtDNA 编码的全部多肽链的翻译过程,导致呼吸链中多种酶合成障碍。点突变发生于 mRNA 相关的基因上,可导致某种多肽链的错义突变,进而影响氧化磷酸化相关酶的结构及活性,使细胞氧化磷酸化功能下降。② 大片段重组:包括缺失和重复,大片段的缺失往往涉及多个基因,可导致线粒体 OXPHOS 功能下降,产生的 ATP 减少,从而影响组织器官的功能。③ mtDNA 数量减少,细胞氧化磷酸化功能下降。

4. mtDNA 突变引起的疾病有:① Leber 遗传性视神经病;② 线粒体脑肌病;③ 线粒体心肌病;④ 帕金森病等。其他与线粒体有关的病变有肿瘤、糖尿病、冠心病等。

(汪 萍)

第六章 人类染色体

本章学习要点

染色体是基因的载体,染色质和染色体实质上是同一物质在不同细胞周期、执行不同生理功能时不同的存在形式。间期细胞核的染色质可分为常染色质和异染色质两类。异染色质又分为两种:一种为专性异染色质或称结构异染色质;另一种为兼性异染色质或称功能异染色质,这类染色质是在特定细胞或在一定发育阶段由常染色质凝缩转变而形成的,如X染色质。性染色质是X和Y(染色体)在间期细胞核中显示出来的一种特殊结构。正常女性的间期细胞核中紧贴核膜内缘有一个X染色质或X小体。正常男性的间期细胞在细胞核内有Y染色质或Y小体。在真核生物中,一个正常生殖细胞(配子)中所含的全套染色体称为一个染色体组。

有丝分裂中期的染色体的形态最典型。染色体上还有主缢痕、次级缢痕、随体等部位。根据染色体着丝粒的位置可将染色体分为:① 中央着丝粒染色体;② 亚中央着丝粒染色体;③ 近端着丝粒染色体;④ 端着丝粒染色体。人类染色体只有前三种类型。男性的性染色体组成为XY,而在女性细胞中的性染色体组成为XX。Y染色体的短臂上有一个决定男性的基因,即睾丸决定因子(TDF)基因,TDF基因是性别决定的关键基因。

显带染色体是指染色体标本经过一定程序处理,并用特定染料染色,使染色体沿其长轴显现明暗或深浅相间的横行带纹。显带技术主要有G带、C带、Q带、R带、T带、N带和高分辨染色体技术等,较常用的是G显带核型分析。一个体细胞中的全部染色体,按其大小、形态特征顺序排列所构成的图像就称为核型。《人类细胞遗传学命名的国际体制》规定描述一特定带时需要写明以下4个内容:① 染色体序号;② 臂的符号;③ 区的序号;④ 带的序号。

复习思考题

一、名词解释

1. 结构异染色质(Constitutive Heterochromatin)

2. 功能异染色质(Facultative Heterochromatin)
3. X 染色质(X Chromatin)
4. 基因组(Genome)
5. 核型(Karyotype)
6. 核型分析(Karyotype Analysis)
7. 染色体带(Chromosome Banding)
8. 同源染色体(Homologous)

二、单项选择题

1. 真核细胞中染色体主要由(　　)组成。
   A. DNA 与 RNA　　　B. DNA 与组蛋白质　　C. 组蛋白与非组蛋白
   D. 核酸与非组蛋白质　　E. RNA 与蛋白质

2. 染色质和染色体是(　　)。
   A. 同一物质在细胞的不同时期的两种不同的存在形式
   B. 不同物质在细胞的不同时期的两种不同的存在形式
   C. 两者的组成和结构完全不同
   D. 同一物质在细胞的同一时期的不同表现
   E. 不同物质在细胞的同一时期的不同表现

3. 异染色质是间期细胞核中(　　)。
   A. 螺旋化程度高,有转录活性的染色质
   B. 螺旋化程度低,有转录活性的染色质
   C. 螺旋化程度高,无转录活性的染色质
   D. 螺旋化程度低,无转录活性的染色质
   E. 螺旋化程度低,很少有转录活性的染色质

4. 人类染色体数目 $2n=46$ 条,如果不考虑交换,则人类可形成的正常生殖细胞的类型有(　　)种。
   A. 2^{46}　　　　　　　B. 2^{23}　　　　　　C. 23^2
   D. 46^{23}　　　　　　E. 23^{46}

5. 根据 ISCN,人类 C 组染色体数目应该为(　　)。
   A. 7 对　　　　　　　B. 8 对　　　　　　　　C. 7 对+X 染色体
   D. 8 对+X 染色体　　E. 以上都不是

6. 研究发现,某个体的细胞核中有 2 个 X 小体,表明该个体的 1 个体细胞中有(　　)条 X 染色体。
   A. 1　　　　　　　　B. 2　　　　　　　　　C. 3

D. 4　　　　　　　　E. 5

7. 按照 ISCN 的标准系统,1 号染色体,短臂,3 区,1 带第 3 亚带应表示为（　　）。

　　A. 1p31.3　　　　B. 1q31.3　　　　C. 1p3.13

　　D. 1q3.13　　　　E. 1p313

8. 某种生物的染色体数目为 $2n=6$ 条,如果不考虑其他因素,它可能形成的正常生殖细胞类型有（　　）种。

　　A. 2　　　　　　　B. 4　　　　　　　C. 6

　　D. 8　　　　　　　E. 10

9. 仅在某些细胞类型或特殊的发育阶段呈现凝缩状态的染色质称为（　　）。

　　A. 结构异染色质　　B. 兼性异染色质　　C. Y染色质

　　D. X染色质　　　　E. 常染色质

10. 常染色质是间期细胞核中（　　）。

　　A. 螺旋化程度高,有转录活性的染色质

　　B. 螺旋化程度低,有转录活性的染色质

　　C. 螺旋化程度高,无转录活性的染色质

　　D. 螺旋化程度低,无转录活性的染色质

　　E. 螺旋化程度低,很少有转录活性的染色质

11. 在核型中的每对染色体,其中一条来自父方,一条来自母方,在形态结构上基本相同,称为（　　）。

　　A. 染色单体　　　　B. 染色体　　　　C. 姐妹染色单体

　　D. 非姐妹染色单体　E. 同源染色体

12. 根据人类染色体国际体制的规定,正常女性核型的描述方式为（　　）。

　　A. 46XX　　　　　B. 46,XX　　　　C. 46;XX

　　D. 46、XX　　　　E. 46.XX

13. 根据 Denver 体制,X 染色体列入（　　）。

　　A. A 组　　　　　B. B 组　　　　　C. C 组

　　D. D 组　　　　　E. E 组

14. 根据 Denver 体制,Y 染色体列入（　　）。

　　A. C 组　　　　　B. D 组　　　　　C. E 组

　　D. F 组　　　　　E. G 组

15. 染色体制备过程中,可加入（　　）以获得大量分裂相细胞。

　　A. BrdU　　　　　B. 秋水仙素　　　C. 吖啶橙

　　D. 吉姆萨　　　　E. 碱

16. 染色体丢失导致产生的嵌合体的核型为(　　)。
    A. 47,XXY/45,X　　　　　　B. 46,XX/47,XXY/45,X
    C. 46,XX/47,XXY　　　　　　D. 46,XX/45,X
    E. 48,XXXY/47,XXY/45,X

17. 人类生殖细胞染色体数为(　　)。
    A. 46　　　　B. 48　　　　C. 24
    D. 23　　　　E. 22

18. 有丝分裂不分离所致嵌合型个体,以下哪种核型常见:(　　)。
    A. 45,X/46,XX　　　　　　B. 45,X/47,XXY
    C. 46,XX/47,XXY　　　　　D. 45,X/46,XX/47,XXX
    E. 44,/45,X/46,XX

19. 46,XX 男性病例可能是其含有(　　)基因。
    A. Ras　　　　　B. SRY　　　　C. p53
    D. Myc　　　　　E. α 珠蛋白

20. 46/47/45 三种细胞系组成的嵌合型个体产生的原因为(　　)。
    A. 减数分裂后期 I 不分离　　　B. 减数分裂后期 II 不分离
    C. 染色体丢失　　　　　　　　D. 有丝分裂不分离
    E. 核内有丝分裂

21. 核型为 48,XXXY 的个体,其 X、Y 染色质的数目为(　　)。
    A. X 染色质 1 个,Y 染色质 1 个　　B. X 染色质 2 个,Y 染色质 1 个
    C. X 染色质 3 个,Y 染色质 1 个　　D. X 染色质 1 个,Y 染色质 0 个
    E. X 染色质 2 个,Y 染色质 0 个

22. 染色体的端粒区为(　　)。
    A. 染色体　　　　B. 结构异染色质　　　C. 兼性异染色质
    D. 常染色质　　　E. 染色质

三、不定项选择题

1. 染色体 C 显带可使染色体以下哪几个部位深染:(　　)。
    A. 着丝粒　　　　B. 次缢痕　　　　C. 短臂
    D. Y 染色体长臂远端　　E. 长臂

2. 下列人类细胞中具有 23 条染色体的是哪些:(　　)。
    A. 卵原细胞　　　B. 精原细胞　　　C. 次级卵母细胞
    D. 次级精母细胞　E. 卵细胞

3. X 染色体的失活发生在(　　)。

A. 胚胎发育后期　　　B. 细胞分裂后期　　　C. 胚胎发育的第 16 天
D. 胚胎发育早期　　　E. 细胞分裂中期
4. 结构异染色质包括以下哪几个部位：(　　)。
A. 着丝粒区　　　　　B. 端粒区　　　　　C. 次缢痕区
D. X 染色质　　　　　E. Y 染色体长臂远端 2/3 区段
5. 真核细胞染色体的化学组成是(　　)。
A. RNA　　　　　　　B. 糖蛋白　　　　　C. 组蛋白
D. 非组蛋白　　　　　E. DNA

四、填空题

1. 在光学显微镜下，可观察到人的细胞分裂中期染色体由 2 条_____组成，彼此互称_____。
2. 人类体细胞染色体共分为 7 个组，其中有随体结构的是_____和_____ 2 组染色体。
3. X 染色体和_____染色体的形态不易区分。
4. 描述某一染色体的特定带时，需要依次写明以下内容：_____、_____、_____、_____。
5. 失活的 X 染色体上，基因并非是全部失活，据估计，人类 X 染色体上，约有_____基因逃避完全失活。
6. 2q21.1 代表_____。
7. 1p31.31 代表_____。
8. 正常男性的间期细胞，用荧光染料染色后，细胞核内可出现一强荧光小体，称为_____。
9. 根据染色体着丝粒的位置，可将人类染色体分为_____、_____和_____ 3 类。
10. 人类染色体分为_____组，分别用_____来表示染色体的编号，性染色体用_____来表示。
11. 正常男性核型描述为_____，正常女性核型描述为_____。
12. 染色体显带技术主要有_____带、_____带、_____带、_____带等。
13. Y 染色体短臂末端有决定男性的基因_____，目前认为_____是其最佳候选基因。
14. 染色体标本的制作关键技术为_____和_____等。
15. 经检测，48,XXYY 个体的细胞核中，有_____个 X 小体和_____个

Y小体。

16. 正常女性的间期细胞核膜内缘有一种浓缩小体,称为_____。

17. 根据螺旋化程度及功能状态的不同,间期细胞核的染色质可分为_____和_____。

18. 同源染色体为2条在形态结构、大小和着丝粒位置上基本相同的染色体,其中一条来自_____,另一条来自_____。

19. 正常人类生殖细胞中染色体数为_____条。

五、问答题

1. 简述莱昂假说及X染色质检查的临床意义。
2. 什么是显带染色体?常用的染色体显带有哪几种?
3. 如何用染色体简式表达式来描述染色体核型?请举例。

参 考 答 案

一、名词解释

1. 结构异染色质:在各种细胞中总是处于凝缩状态的染色质,一般为高度重复的DNA序列,没有转录活性。

2. 功能异染色质:在特定细胞或在一定发育阶段凝缩的染色质,由常染色质转变形成。

3. X染色质:失活的X染色体在间期呈异固缩状态。

4. 基因组:一个染色体组所包含的全部基因称为一个基因组。

5. 核型:一个体细胞中的全部染色体,按其大小、形态特征和着丝粒位置排列构成的图像。

6. 核型分析:将待测细胞核型进行染色体数目、形态特征的分析,确定其是否与正常核型完全一致。

7. 染色体带:将染色体标本经过一定程序处理,并用特定染料染色,使染色体沿其长轴显现明暗或深浅相间的横行带纹。

8. 同源染色体:在形态结构、大小和着丝粒位置上基本相同的2条染色体,其中一条来自父方的精子,一条来自母方的卵子。

二、单项选择题

1. B 2. A 3. C 4. B 5. C 6. C 7. A 8. D 9. B

10. B 11. E 12. B 13. C 14. E 15. B 16. D 17. D 18. D
19. B 20. D 21. B 22. B

三、不定项选择题

1. ABD 2. CDE 3. CD 4. ABCE 5. ACDE

四、填空题

1. 染色体单体　姐妹染色体单体
2. D组　G组
3. C组(6～12号染色体)
4. 染色体号　臂号　区号　带号(亚带)
5. 1/3
6. 2号染色体长臂2区1带1亚带
7. 1号染色体短臂3区1带3亚带1次亚带
8. Y染色质
9. 中央着丝粒染色体　亚中着丝粒染色体　近端着丝粒染色体
10. 7　1～22　XY
11. 46　XY　46　XX
12. Q带　G带　R带　T带　C带　N带等(任选4个)
13. 睾丸决定因子(TDF)　SRY基因
14. 秋水仙素处理　低渗
15. 1　2
16. X染色质
17. 常染色质　异染色质
18. 父方(精子)　母方(卵子)
19. 23

五、问答题

1. 莱昂假说:① 正常雌性哺乳动物的体细胞中,2条X染色体中只有一条X染色体有活性,另一条在遗传上无活性;② 失活是随机的;③ 失活发生在胚胎发育的早期。

X小体检查的临床意义:① 对个体进行性别鉴定,临床上可利用口腔上皮细胞、羊水细胞和绒毛细胞等材料进行检查;② 对怀疑有遗传病的个体或胎儿进行性别鉴定,对发育畸形的个体进行鉴别诊断。

2. 显带染色体是指染色体标本经过一定程序处理，并用特定染料染色，使染色体沿其长轴显现明暗或深浅相间的横行带纹，这有助于准确地识别每一条染色体及诊断染色体异常疾病。显带技术主要有 G 带分析、C 带分析、Q 带分析、R 带分析、T 带分析、N 带分析和高分辨染色体技术等。

3. 核型的染色体简式表达式如：46,XX,t(1;2)(p21;q23)，包括染色体总数、性染色体组成、染色体变化。

（黄顺国，徐思斌）

第七章 染色体畸变

本章学习要点

染色体畸变是体细胞或生殖细胞内染色体发生的异常改变。畸变的类型和可能引起的后果在细胞不同周期和个体发育不同阶段不尽相同。染色体畸变可分为自发畸变和诱发畸变。

以人二倍体数目为标准,体细胞的染色体数目(整组或整条)的增加或减少,称为染色体数目畸变,包括整倍体改变和非整倍体改变两种形式。整倍体改变有单倍体、三倍体、四倍体(多倍体)等。整倍体改变的机制主要有双雌受精、双雄受精、核内复制和核内有丝分裂等。三倍体的形成原因可分为双雌受精或双雄受精。四倍体形成的主要原因是核内复制或核内有丝分裂。非整倍体是临床上最常见的染色体畸变类型。发生非整倍体改变后,会产生亚二倍体、超二倍体等,此外还有嵌合体和假二倍体。多数非整倍体的产生原因是在性细胞成熟过程或受精卵早期卵裂中,发生了染色体不分离或染色体丢失。

临床上常见的染色体结构畸变有:染色体片段的缺失,由于同源染色体的不等交换或某一片段的插入造成染色体某一片段重复,非同源染色体间的相互易位,由于两次断裂造成的染色体臂间倒位或臂内倒位,由于染色体两端的断裂造成的环状染色体和由于着丝粒横裂造成的等臂染色体等。染色体断裂及断裂片段的重接是各种染色体结构畸变产生的基本机制。缺失按染色体断点的数量和位置可分为末端缺失和中间缺失两类;倒位分为臂间倒位和臂内倒位;常见的易位方式有相互易位、罗伯逊易位和插入易位等。结构畸变染色体核型的描述方法有简式和详式两种。

复习思考题

一、名词解释

1. 染色体畸变(Chromosome Aberration)
2. 染色体组(Chromosome Set)
3. 核内复制(Endoreduplication)

4. 非整倍体(Aneupliod)

5. 亚二倍体(Hypodiploid)

6. 超二倍体(Hyperdiploid)

7. 缺失(Deletion)

8. 倒位(Inversion)

9. 易位(Translocation)

10. 等臂染色体(Isochromosome)

二、单项选择题

1. 近端着丝粒染色体之间通过着丝粒融合而形成的易位称之为(   )。
   A. 单单易位　　　　B. 串联易位　　　　C. 复杂易位
   D. 不平衡易位　　　E. 罗伯逊易位

2. 某体细胞中染色体的数目在二倍体基础上增加一条可形成(   )。
   A. 单倍体　　　　　B. 三倍体　　　　　C. 单体型
   D. 三体型　　　　　E. 部分三体型

3. 四倍体的形成原因可能是(   )。
   A. 双雌受精　　　　B. 双雄受精　　　　C. 不等交换
   D. 核内复制　　　　E. 染色体不分离

4. 人类肿瘤细胞染色体数为56条,称为(   )。
   A. 超二倍体　　　　B. 亚二倍体　　　　C. 二倍体
   D. 亚三倍体　　　　E. 多异倍体

5. 一个个体中含有不同染色体数目的三个细胞系,这种情况称为(   )。
   A. 多倍体　　　　　B. 非整倍体　　　　C. 嵌合体
   D. 三倍体　　　　　E. 三体型

6. 导致个体发育成含有不同核型的嵌合体发生在哪个时期:(   )。
   A. 配子形成期　　　B. 胚胎早期的卵裂期　C. 胎儿期
   D. 出生期　　　　　E. 出生后期

7. 一妇女习惯性流产,经医学检查发现,其9号染色体短臂2区1带和长臂3区1带之间的片段发生倒位,该妇女的核型为(   )。
   A. 46,XX,del(9)(p21;q31)　　　B. 46,XY,rcp(9)(p21;q31)
   C. 46,XX,rea(9)(p21;q31)　　　D. 46,XY,inv(9)(p21;q31)
   E. 46,XX,inv(9)(p21;q31)

8. 46,XY,t(4;6)(q35;q21)表示(   )。
   A. 一男性细胞内发生了染色体的易位

B. 一男性细胞内发生了染色体的插入

C. 一女性细胞内带有等臂染色体

D. 一男性细胞内含有缺失型的畸变染色体

E. 一女性细胞内带有易位型的畸变染色体

9. 若某一个体核型为 46,XX/47,XX,+21,则表明该个体为（　　）。
   A. 常染色体结构异常　　　　　　B. 常染色体数目异常的嵌合体
   C. 性染色体结构异常　　　　　　D. 性染色体数目异常的嵌合体
   E. 常染色体结构异常的嵌合体

10. 含有 3 个细胞系的嵌合体可能是由于下列哪种原因造成的:（　　）。
    A. 减数分裂中第一次有丝分裂时染色体不分离
    B. 受精卵第二次卵裂之后染色体不分离
    C. 减数分裂中第二次有丝分裂时染色体不分离
    D. 受精卵第一次卵裂时染色体不分离
    E. 受精卵第二次卵裂之后染色体丢失

11. 如果染色体的数目在二倍体的基础上减少一条则形成（　　）。
    A. 单体型　　　　B. 三倍体　　　　C. 单倍体
    D. 三体型　　　　E. 部分三体型

12. 若某人核型为 46,XX,inv(9)(p12;q31),则表明其染色体发生了（　　）。
    A. 缺失　　　　　B. 倒位　　　　　C. 易位
    D. 重复　　　　　E. 插入

13. 染色体非整倍体改变的机制可能是生殖细胞形成时（　　）。
    A. 染色体断裂及断裂之后的异常重排
    B. 染色体易位　　C. 染色体不分离　　D. 染色体倒位
    E. 染色体核内复制

14. 人类精子发生的过程中，如果第一次减数分裂时发生了同源染色体的不分离现象，而第二次减数分裂正常进行，则可形成（　　）。
    A. 1 个异常性细胞　　B. 2 个异常性细胞　　C. 3 个异常性细胞
    D. 4 个异常性细胞　　E. 正常的性细胞

15. 2 条非同源染色体同时发生断裂，断片交换位置后重接，可形成（　　）。
    A. 缺失　　　　　B. 倒位　　　　　C. 易位
    D. 插入　　　　　E. 重复

16. 某种人类肿瘤细胞染色体数为 93 条，称为（　　）。
    A. 二倍体　　　　B. 三倍体　　　　C. 超二倍体
    D. 亚三倍体　　　E. 异倍体

17. 染色体结构畸变的基础是（　　）。
    A. 姐妹染色单体交换 B. 染色体核内复制   C. 染色体不分离
    D. 染色体丢失   E. 染色体断裂及断裂之后的异常重排
18. 关于染色体不分离的表述，正确的是（　　）。
    A. 只是指姐妹染色单体不分离   B. 只是指同源染色体不分离
    C. 只发生在有丝分裂过程中   D. 只发生在减数分裂过程中
    E. 指姐妹染色单体或同源染色体不分离
19. 人类的精子和卵细胞属于（　　）。
    A. 单倍体   B. 二倍体   C. 三倍体
    D. 多倍体   E. 非整倍体
20. 若某人核型为46,XX,del(1)(pter→q21)，则表明在其体内的染色体发生了（　　）。
    A. 缺失   B. 倒位   C. 易位
    D. 插入   E. 重复
21. 下列有关染色体畸变的说法，不正确的是（　　）。
    A. 染色体畸变是染色体病形成的根本原因
    B. 染色体数目畸变是细胞减数分裂机制被损伤的结果
    C. 染色体结构畸变是染色体断裂和变位重接的产物
    D. G_1期发生的是染色体型的突变
    E. G_2期发生的是染色单体型的突变
22. 嵌合体中较多见的是（　　）。
    A. 二倍体和超二倍体 B. 三倍体和超三倍体 C. 单倍体和超二倍体
    D. 二倍体和四倍体   E. 单倍体和亚二倍体
23. 嵌合体形成的原因可能是（　　）。
    A. 卵裂过程中发生了同源染色体的错误配对
    B. 卵裂过程中发生了联会的同源染色体不分离
    C. 生殖细胞形成过程中发生了染色体的丢失
    D. 生殖细胞形成过程中发生了染色体的不分离
    E. 卵裂过程中发生了染色体丢失
24. 双雌受精产生的受精卵核型可以有（　　）。
    A. 1种   B. 2种   C. 3种
    D. 4种   E. 5种
25. 染色体数目异常可能的形成原因是（　　）。
    A. 染色体断裂和倒位   B. 染色体断裂和丢失

C. 染色体复制和着丝粒不分离　　D. 染色体不分离和丢失

E. 以上皆有可能

26. 人类1号染色体长臂分为4个区,靠近着丝粒的为(　　)。

　　A. 1区　　　　　　B. 2区　　　　　　C. 3区

　　D. 4区　　　　　　E. 5区

27. 某一个体其体细胞中染色体的数目比二倍体多了3条,称为(　　)。

　　A. 亚二倍体　　　　B. 超二倍体　　　　C. 多倍体

　　D. 嵌合体　　　　　E. 三倍体

28. 下列畸变类型中,需要3次断裂才能发生的是(　　)。

　　A. 双着丝粒染色体　B. 环状染色体　　　C. 倒位

　　D. 罗氏易位　　　　E. 插入

29. 下列因素中,不引起重复的是(　　)。

　　A. 同源染色体之间的不等交换　　B. 姐妹染色单体之间的不等交换

　　C. 姐妹染色单体小片段的插入　　D. 姐妹染色单体大片段的插入

　　E. 胚胎发育过程中发生染色体不分离

30. 人类体细胞内单体型个体的染色体数目是(　　)。

　　A. 23　　　　　　　B. 24　　　　　　　C. 45

　　D. 46　　　　　　　E. 47

31. 下列因素中与染色体畸变无关的是(　　)。

　　A. 电离辐射　　　　B. 妊娠反应　　　　C. 环磷酰胺

　　D. 巨细胞病毒　　　E. 母亲年龄

32. 一条染色体断裂后,断片未能与断端重接,可形成(　　)。

　　A. 缺失　　　　　　B. 易位　　　　　　C. 倒位

　　D. 重复　　　　　　E. 插入

33. 人类双雄受精产生的受精卵核型不可能是(　　)。

　　A. 69,XXX　　　　　B. 69,XXY　　　　　C. 69,XYY

　　D. 69,YYY　　　　　E. 以上全不对

34. 46,XY,t(2;5)(q21;q31)表示(　　)。

　　A. 女性体细胞有染色体的插入

　　B. 男性体细胞发生了染色体的易位

　　C. 男性体细胞有等臂染色体

　　D. 女性体细胞有易位染色体

　　E. 男性体内发生了染色体的倒位

35. 在胚胎发育过程中,染色体不分离发生得越晚,则(　　)。

A. 正常二倍体细胞系的比例越小　B. 异常细胞系的比例越大
C. 个体病情越重　　　　　　　　D. 形成的嵌合体细胞系种类越多
E. 正常二倍体细胞系的比例越大

36. 不可能由染色体不分离所引起的是(　　)。
A. 亚二倍体　　　B. 超二倍体　　　C. 多倍体
D. 嵌合体　　　　E. 三体型

37. 减数分裂时能产生四倍体的是(　　)。
A. 重复　　　　　B. 倒位　　　　　C. 相互易位
D. 缺失　　　　　E. 双着丝粒染色体

三、不定项选择题

1. 染色体不分离可以发生在(　　)。
A. 同源染色体之间　　B. 姐妹染色单体之间　C. 减数分裂过程中
D. 受精卵卵裂过程中　E. 有丝分裂过程中

2. 染色体发生结构畸变的基础是(　　)。
A. 染色体断裂　　　　　　　B. 染色体异常复制
C. 染色体断裂后的异常重接　D. SCE
E. 染色体丢失

3. 染色体数目畸变的类型有(　　)。
A. 二倍体　　　　B. 亚二倍体　　　C. 超二倍体
D. 三倍体　　　　E. 四倍体

4. 染色体结构畸变的类型有(　　)。
A. 缺失　　　　　B. 重复　　　　　C. SCE
D. 倒位　　　　　E. 易位

5. 染色体发生整倍体数目改变的原因有(　　)。
A. 核内复制　　　B. 染色体重排　　C. 双雄受精
D. 双雌受精　　　E. 染色体重复

6. 染色体发生非整倍性数目改变的原因包括(　　)。
A. 染色体丢失　　　　　　　B. 姐妹染色单体不分离
C. 染色体插入　　　　　　　D. 染色体缺失
E. 同源染色体不分离

7. 嵌合体发生的机理包括(　　)。
A. 减数分裂时染色体不分离　　B. 卵裂时姐妹染色单体不分离
C. 减数分裂时染色体丢失　　　D. 卵裂时同源染色体不分离

E. 卵裂时染色体丢失

8. 当染色体的两个末端同时缺失时,有可能形成( )。
   A. 等臂染色体　　B. 双着丝粒染色体　　C. 环状染色体
   D. 易位染色体　　E. 倒位染色体

9. 下列核型书写错误的是( )。
   A. 46,XX,t(4;6)(q35;q21)　　B. 46,XX,inv(2)(pter→p21∷q31→qter)
   C. 46,XX,del(5)(qter→q21:)　　D. 46,XY,t(4,6)(q35,q21)
   E. 46,XY/47,XXY

10. 罗伯逊易位常发生在下列哪组染色体之间:( )。
    A. D/D　　B. D/G　　C. D/E
    D. G/F　　E. G/G

11. 等臂染色体的形成原因有( )。
    A. 染色体缺失　　B. 着丝粒纵裂　　C. 着丝粒横裂
    D. 染色体插入　　E. 染色体易位

12. 染色体重复畸变发生的原因有包括( )。
    A. 同源染色体发生不等交换　　B. 染色单体之间发生不等交换
    C. 染色体片段插入　　D. 核内复制
    E. 双雌受精

13. 影响染色体畸变的因素主要为( )。
    A. 物理因素　　B. 化学因素　　C. 生物因素
    D. 遗传因素　　E. 母亲年龄

14. 三倍体的形成机理可能是( )。
    A. 双雌受精　　B. 双雄受精　　C. 染色体不分离
    D. 核内有丝分裂　　E. 核内复制

15. 染色体数目异常形成的原因可能是( )。
    A. 染色体复制　　B. 染色体倒位　　C. 染色体丢失
    D. 染色体不分离　　E. 染色体断裂

四、填空题

1. 三倍体形成原因主要是_____或_____;四倍体形成的主要原因是_____或_____。

2. 染色体结构畸变主要有_____、_____、_____和_____等。

3. 非整倍体畸变有_____和_____两种类型,其产生的原因是_____和_____。

4. 染色体数目畸变包括_____和_____变化。

5. 染色体结构畸变的前提是染色体的_____；发生在近端着丝粒染色体之间的着丝粒融合称为_____易位。

6. 染色体畸变发生的原因主要包括_____、_____、_____和_____。

7. 染色体的缺失包括_____、_____；染色体的倒位包括_____、_____。

8. 整倍体的发生的主要原因有_____、_____、_____和_____4种。

9. 染色体畸变可以自发地产生，称为_____，也可通过物理的、化学的和生物的诱变作用而产生，称为_____，还可由亲代遗传而来。

10. _____和_____是各种染色体结构畸变产生的基本机制。

11. 人类双雄受精产生的合子，可能的核型有3种：_____、_____和_____。

12. 人类双雌受精产生的合子，可能的核型有2种：_____和_____。

13. 一条染色体的长、短臂同时发生断裂，含有着丝粒的片段两断端发生重接，即形成_____。

14. 体细胞中染色体数目比正常二倍体少了一条或数条，称为_____，体细胞中少了一条的那号染色体为_____。

15. 染色体畸变在细胞周期的不同时相有不同的特点。在有丝分裂中，如在 G_1 期和早 S 期发生畸变，一般是_____畸变；而在 G_2 期和晚 S 期及分裂前期发生畸变，一般是_____畸变。

16. 2 条染色体同时发生一次断裂后，两个具有着丝粒的片段的断端相连接，形成了一条_____。

17. 染色体畸变在细胞周期的不同时相有不同的特点。在有丝分裂中，如在_____和_____发生的畸变，一般是染色体型畸变；而在_____和_____发生的畸变，一般是染色单体型畸变。

18. 核内复制是在1次细胞分裂时，DNA复制了_____次，细胞只分裂了_____次，这样形成的2个子细胞都是_____。

五、问答题

1. 导致染色体畸变的原因有哪些？
2. 引起染色体数目异常的原因主要有哪些？
3. 染色体结构畸变的基础是什么？常见的人类染色体结构畸变有哪些？

4. 一外表正常的妇女,经染色体检查发现所有被检查的核型中都具有一条臂间倒位的 2 号染色体。其断裂点分别为 2p21 和 2q31,其他染色体都正常。
(1) 写出该妇女的异常核型;
(2) 该妇女与正常男性婚配会怎样?

参 考 答 案

一、名词解释

1. 染色体畸变:体细胞或生殖细胞内染色体发生的异常改变。
2. 染色体组:人体正常生殖细胞精子和卵子所包含的全部染色体。
3. 核内复制:在一次细胞分裂时,DNA 不是复制一次,而是复制了两次,细胞却只分裂了一次。
4. 非整倍体:一个体细胞的染色体数目比正常二倍体增加或减少一条或数条的改变称为非整倍体。
5. 亚二倍体:体细胞中染色体数目比正常二倍体少了一条或数条。
6. 超二倍体:体细胞中染色体数目比正常二倍体多了一条或数条。
7. 缺失:是染色体断裂后发生的染色体片段的丢失,缺失使位于这个片段的基因也随之发生丢失。
8. 倒位:某一染色体发生两次断裂后,两断点之间的片段旋转 180°后重接,造成染色体上基因顺序的重排。
9. 易位:一条染色体的断片连接到另一条非同源染色体臂上的结构畸变。
10. 等臂染色体:一条染色体的两个臂在形态、遗传结构上完全相同。

二、单项选择题

1. E   2. D   3. D   4. A   5. C   6. B   7. E   8. A   9. B
10. B 11. A 12. B 13. C 14. D 15. C 16. E 17. E 18. E
19. A 20. A 21. B 22. A 23. E 24. B 25. D 26. A 27. B
28. E 29. E 30. C 31. B 32. A 33. D 34. B 35. E 36. C
37. C

三、不定项选择题

1. ABCDE   2. AC   3. BCDE   4. ABDE   5. ACD   6. ABE
7. BE   8. C   9. BCD   10. ABE   11. CE   12. ABC
13. ABCDE 14. AB   15. CD

四、填空题

1. 双雄受精　双雌受精　核内复制　核内有丝分裂
2. 缺失　重复　倒位　易位　环状染色体　双着丝粒染色体　等臂染色体（任选 4 个）
3. 超二倍体　亚二倍体　染色体不分离　染色体丢失
4. 整倍体变化　非整倍体变化
5. 断裂　罗伯逊（或着丝粒融合）
6. 化学因素　物理因素　生物因素　母亲年龄
7. 末端缺失　中间缺失　臂内倒位　臂间倒位
8. 双雄受精　双雌受精　核内复制　核内有丝分裂
9. 自发畸变　诱发畸变
10. 断裂　断裂片段的重接
11. 69,XXX　69,XXY　69,XYY
12. 69,XXX　69,XXY
13. 环状染色体
14. 亚二倍体　单体型
15. 染色体型　染色单体型
16. 双着丝粒染色体
17. G_1 期　早 S 期　G_2 期　晚 S 期
18. 2　1　四倍体

五、问答题

1. 导致染色体畸变的原因有：① 物理因素：细胞受到电离辐射后，可引起细胞内染色体发生异常（畸变）；② 化学因素：一些化学药品、农药、毒物和抗代谢药等，可以引起染色体畸变；③ 生物因素：可导致染色体畸变，如病毒、霉菌毒素等；④ 染色体畸变也可由遗传因素导致；⑤ 母亲年龄：母亲大于 35 岁时，生育先天愚型（21 三体综合征）患者的频率增高。

2. ① 引起整倍体改变的主要原因有：双雄受精、双雌受精、核内复制和核内有丝分裂；② 引起非整倍体改变的主要原因有染色体不分离（生殖细胞形成时染色体不分离可导致单体型、三体型和多体型，受精卵分裂时发生不分离可形成嵌合体）和染色体丢失（可导致嵌合体形成）。

3. 染色体结构畸变的基础是细胞中的染色体在一些内外因素的作用下，在其长轴的某一点断裂（断开），产生两个或多个节段，断片丢失或出现"重接"错误，就会形成多种不同的结构畸变染色体。由于染色体或染色单体断裂的部位、次数和重接方式的不同,可形成的结构畸变染色体主要有缺失、重复、倒位、易位、插入、环状染色体、双着丝粒染色体和等臂染色体等。

4. (1) 46,XX,inv(2)(p21;q31)。

(2) 她与一正常男性结婚后,其后代可有完全正常、倒位携带者及自然流产、早产、死胎等情况。因为减数分裂时,倒位的染色体不能以正常的方式和其同源的染色体进行联会,从而形成一个特殊的结构——倒位环。如果不发生同源染色体的交换,则产生正常和倒位的两种配子,这两种配子与正常配子结合后,将分别发育成正常胚胎和携带有倒位染色体的胚胎。若环内发生同源染色体的交换,则产生 4 种配子,这 4 种配子与正常配子结合后,其一发育成正常胚胎;其二发育成倒位携带者;其余均为流产、早产或死胎等情况。

(徐思斌)

第八章　单基因遗传病

本章学习要点

　　单基因遗传病根据缺陷蛋白对机体所产生的影响不同，分为分子病和先天性代谢缺陷两类。分子病是由于基因突变使某种具有重要生理功能的蛋白质分子结构或合成的量异常引起机体功能障碍的一类疾病。包括血红蛋白病、血浆蛋白病、结构蛋白缺陷病、受体蛋白病和膜转运蛋白病等。血红蛋白分子合成异常引起的疾病称为血红蛋白病，习惯上将其分为异常血红蛋白和地中海贫血两大类。异常血红蛋白表现为血红蛋白分子的珠蛋白肽链结构异常，常见的异常血红蛋白病包括镰状细胞贫血（β珠蛋白基因第6位密码子发生点突变所致）、血红蛋白 M 病（珠蛋白基因突变导致珠蛋白链中与铁原子作用的有关氨基酸发生替代引起）。地中海贫血是由于某种或某些珠蛋白链合成速率降低，造成一些肽链缺乏，另一些肽链相对过多，出现肽链数量的不平衡而导致的溶血性贫血性疾病。α珠蛋白链合成减缺的称为α地中海贫血，β链合成减缺的称为β地中海贫血。常见的α地中海贫血有 Hb Bart's 胎儿水肿综合征（--/--）、HbH 病（--/-α）、标准型α地贫（--/αα；-α/-α）、静止型α地贫（-α/αα）；缺失的α基因越多，病情越严重。β地中海贫血主要由β珠蛋白基因突变引起，依病情的严重程度分为重型、中间型和轻型3种类型。

　　先天性代谢缺陷也称遗传性酶病，指基因突变造成酶蛋白分子结构或数量的异常所引起的疾病。根据酶缺陷对机体代谢影响的不同，分为糖代谢缺陷、氨基酸代谢缺陷、核酸代谢缺陷、脂类代谢缺陷等。从分子水平上看，可能有两种原因：一是编码酶蛋白的结构基因发生突变，引起酶蛋白结构异常或缺失；二是基因的调控系统发生异常，引起代谢紊乱。

复习思考题

一、名词解释

　　1. 分子病（Molecular Disease）

2. 先天性代谢缺陷(Inborn Errors of Metabolism)
3. 血红蛋白病(Hemoglobinopathy)
4. 地中海贫血(Thalassemia)
5. 异常血红蛋白病(Abnormal Hemoglobin Syndrome)

二、单项选择题

1. 在研究尿黑酸尿症的基础上，提出先天性代谢缺陷概念的是(　　)。
   A. Mendel　　　　B. Morgan　　　　C. Pauling
   D. Garrod　　　　E. Ingram

2. 对镰状细胞贫血病患者血红蛋白(HbS)电泳分析后，推论其泳动异常是HbS分子结构改变所致，从而提出分子病的概念，这位科学家是(　　)。
   A. Morgan　　　　B. Mendel　　　　C. Pauling
   D. Garrod　　　　E. Ingram

3. 下面哪种疾病属于分子病：(　　)。
   A. 肾结石　　　　B. 糖原合成酶缺乏症　　C. Turner综合征
   D. 地中海贫血　　E. 高血压

4. 以下哪种疾病是由于谷氨酸-缬氨酸的替代所导致的：(　　)。
   A. HbS　　　　　B. HbC　　　　　C. HbE
   D. HbN　　　　　E. HbJ

5. 成人血红蛋白病以下列哪一种为主：(　　)。
   A. HbA2　　　　　B. HbA　　　　　C. HbH
   D. Hb-Portland　　E. Hb Gower Ⅰ

6. α珠蛋白位于下列哪一号染色体上：(　　)。
   A. 1　　　　　　B. 5　　　　　　C. 15
   D. 16　　　　　　E. 21

7. β珠蛋白位于下列哪一号染色体上：(　　)。
   A. 1　　　　　　B. 11　　　　　C. 15
   D. 16　　　　　　E. 21

8. 不能表达珠蛋白的基因是(　　)。
   A. α　　　　　　B. β　　　　　　C. γ
   D. δ　　　　　　E. ψβ

9. 镰状细胞贫血的突变方式是(　　)。
   A. GAG→GAT　　B. GAG→TAG　　C. GAG→GTG
   D. GAG→GGG　　E. GAG→GCG

10. 血红蛋白 Bart's 胎儿水肿综合征的基因型为（　　）。
    A. － －/－ －   B. α －/－ －   C. αα/－ － 或 α －/α －
    D. αα/α －   E. αα/αα

11. HbH 病的基因型为（　　）。
    A. － －/－ －   B. α －/－ －   C. αα/－ － 或 α －/α －
    D. αα/α －   E. αα/αα

12. 标准型 α 地中海贫血的基因型是（　　）。
    A. － －/－ －   B. － －/α －   C. αα/－ － 或 α －/α －
    D. αα/α －   E. αα/αα

13. 引起镰状细胞贫血的 β 珠蛋白基因突变的方式是（　　）。
    A. 移码突变   B. 错义突变   C. 同义突变
    D. 无义突变   E. 终止密码突变

14. Hb Lepore δβ 基因的形成机制是（　　）。
    A. 缺失   B. 重排   C. 移码突变
    D. 碱基替换   E. 错配引起不等交换

15. 属于受体病的分子病为（　　）。
    A. 镰状细胞贫血   B. β 地中海贫血   C. 血友病 A
    D. 家族性高胆固醇血症   E. Hb Lepore

16. 属于凝血障碍的分子病为（　　）。
    A. 镰状细胞贫血   B. β 地中海贫血   C. 血友病 A
    D. 家族性高胆固醇血症   E. Hb Lepore

17. 由于基因融合引起的分子病为（　　）。
    A. 镰状细胞贫血   B. β 地中海贫血   C. 血友病 A
    D. 家族性高胆固醇血症   E. Hb Lepore

18. 血友病 A 缺乏的凝血因子是（　　）。
    A. Ⅷ   B. Ⅸ   C. Ⅹ
    D. vWF   E. Ⅺ

19. 血友病 C 缺乏的凝血因子是（　　）。
    A. Ⅷ   B. Ⅸ   C. Ⅹ
    D. Ⅺ   E. vWF

20. 血管性假血友病缺乏的凝血因子是（　　）。
    A. Ⅷ   B. Ⅸ   C. Ⅺ
    D. Ⅹ   E. vWF

21. 属于结构蛋白缺陷的分子病是（　　）。

A. 镰状细胞贫血 B. 成骨不全 C. 血友病 A
D. 苯丙酮尿症 E. β 地中海贫血

22. 缺乏苯丙氨酸羟化酶而引起的疾病是(　　)。
A. 半乳糖血症 B. 白化病 C. 粘多糖沉积病
D. 苯丙酮尿症 E. 着色性干皮病

23. 由于酪氨酸酶的缺乏所引起的疾病是(　　)。
A. 白化病 B. 苯丙酮尿症 C. 着色性干皮病
D. 半乳糖血症 E. 粘多糖沉积病

24. 与苯丙酮尿症临床特征不符的是(　　)。
A. 患者尿液有大量的苯丙氨酸 B. 患者尿液有大量的苯丙酮酸
C. 患者尿液和汗液有特殊臭味 D. 患者的毛发和肤色较浅
E. 患者智力低下

25. 苯丙酮尿症患者尿样中含量高的物质是(　　)。
A. 酪氨酸 B. 黑尿酸 C. 5-羟色胺
D. 苯丙酮酸 E. γ氨基丁酸

26. 苯丙酮尿症患者缺乏下列哪一种酶:(　　)。
A. 苯丙氨酸羟化酶 B. 酪氨酸酶 C. 半乳糖激酶
D. 黑尿酸氧化酶 E. 溶酶体酶

27. 黑尿酸尿症患者缺乏下列哪一种酶:(　　)。
A. 苯丙氨酸羟化酶 B. 酪氨酸酶 C. 半乳糖激酶
D. 黑尿酸氧化酶 E. 溶酶体酶

28. 苯丙酮尿症的遗传方式是(　　)。
A. AR B. AD C. XR
D. XD E. Y 连锁遗传病

29. 血友病 C 的遗传方式是(　　)。
A. AR B. AD C. XR
D. XD E. Y 连锁遗传病

30. Duchenne 型肌营养不良的遗传方式是(　　)。
A. AR B. AD C. XR
D. XD E. Y 连锁遗传病

31. 家族性高胆固醇血症的遗传方式是(　　)。
A. AR B. AD C. XR
D. XD E. Y 连锁遗传病

32. 血友病 B 的遗传方式是(　　)。

A. AR B. AD C. XR
D. XD E. Y 连锁遗传病

33. 一个外表正常的人其姨母患苯丙酮尿症,他如果与他的表型正常的舅表妹结婚,后代中患苯丙酮尿症的概率为( )。
    A. 1/32 B. 1/36 C. 1/64
    D. 1/96 E. 1/128

34. 静止型α地中海贫血患者之间婚配,生出标准型α地中海贫血患者的可能性是( )。
    A. 0 B. 1/2 C. 1/4
    D. 1/8 E. 1

35. 正常人与重型β地中海贫血患者结婚,其子女患轻型β地中海贫血的可能性为( )。
    A. 0 B. 1/2 C. 1/4
    D. 1/8 E. 1

36. 具有缓慢持续性出血症状的遗传病为( )。
    A. 苯丙酮尿症 B. 血红蛋白病 C. 自毁容貌综合征
    D. 血友病 E. 白化病

37. 糖原贮积症Ⅰ型发病原理为( )。
    A. 底物累积 B. 中间产物累积 C. 代谢产物过多
    D. 终产物缺乏 E. 底物缺乏

38. 关于家族性高胆固醇血症,下列描述中不正确的是( )。
    A. 是由 LDL 基因突变所致
    B. 是由 LDLR 基因突变所致
    C. 属于 AD 遗传病
    D. 属于受体蛋白病
    E. 主要表现为血清中胆固醇严重升高

三、不定项选择题

1. 造成异常血红蛋白病的因素可有( )。
   A. 单个碱基的替代 B. 终止密码突变 C. 移码突变
   D. 密码子的缺失和插入 E. 融合基因

2. 构成胚胎血红蛋白的分子组成有( )。
   A. $\zeta_2\gamma_2$ B. $\alpha_2\varepsilon_2$ C. $\alpha_2\delta_2$
   D. $\zeta_2\varepsilon_2$ E. $\alpha_2\beta_2$

3. 构成胎儿血红蛋白的分子组成有( )。
   A. $\alpha_2\varepsilon_2$ B. $\alpha_2\gamma_2$ C. $\alpha_2\delta_2$

D. $\zeta_2\epsilon_2$ E. $\alpha_2\beta_2$

4. 构成成年血红蛋白的分子组成有（　　）。
   A. $\alpha_2\gamma_2$ B. $\alpha_2\epsilon_2$ C. $\alpha_2\delta_2$
   D. $\zeta_2\epsilon_2$ E. $\alpha_2\beta_2$

5. 与溶酶体酶缺陷有关的先天性代谢病有（　　）。
   A. 糖原贮积症   B. 家族性黑矇性痴呆   C. 自毁容貌综合征
   D. 肝豆状核变性   E. 半乳糖血症

6. 引起血红蛋白病的突变方式有（　　）。
   A. 移码突变   B. 密码子插入   C. 密码子缺失
   D. 碱基替换   E. 基因重排

7. 属于分子病的疾病有（　　）。
   A. 血友病   B. 受体病   C. 结构蛋白缺陷病
   D. 血红蛋白病   E. 糖原贮积症

8. 与氨基酸异常代谢有关的先天性代谢病有（　　）。
   A. 胱氨酸尿症   B. 苯丙酮尿症   C. 黑尿症
   D. 自毁容貌综合征   E. 白化病

9. 位于X染色体上致病基因引起的遗传病有（　　）。
   A. 血友病A   B. 红绿色盲   C. 血友病C
   D. 白化病   E. 苯丙酮尿症

10. 哪些遗传性疾病具有白化症状：（　　）。
    A. α地中海贫血   B. 苯丙酮尿症   C. 白化病
    D. 肝豆状核变性   E. 半乳糖血症

11. 由于膜转运载体蛋白异常引起的疾病有（　　）。
    A. 苯丙酮尿症   B. 血友病A   C. 肝豆状核变性
    D. α胱氨酸尿症   E. 半乳糖血症

12. 属于β地中海贫血的疾病有（　　）。
    A. 重型地中海贫血   B. 中间型地中海贫血   C. 血红蛋白H病
    D. 轻型地中海贫血   E. Hb Bart's 胎儿水肿综合征

四、填空题

1. 单基因遗传病根据缺陷蛋白对机体所产生影响的不同，通常分为_____和_____两类。

2. 分子病是指基因突变使蛋白质的分子结构或合成的量异常，直接引起机体功能障碍的一类疾病。包括 _____、_____、_____、_____、

_____等。

3. 血红蛋白分子合成异常引起的疾病称为血红蛋白疾病，习惯上分为_____和_____两类。

4. 地中海贫血的特征是_____肽链合成速度的降低，导致α链和非α链合成的不平衡，在临床上表现为溶血性贫血。

5. 无论是异常血红蛋白病还是地中海贫血，其分子基础是共同的，都是由于_____所致。

6. 珠蛋白基因突变包括_____、_____、_____等多种类型。

7. 根据酶缺陷对机体代谢的影响不同，将先天性代谢缺陷分为_____、_____、脂类代谢缺陷等。

8. 常见的氨基酸代谢缺陷病包括_____、_____、_____等。

五、问答题

1. 何谓分子病？分子病包括哪些种类？
2. 何谓血红蛋白病？血红蛋白病可分为几类？
3. 何谓血浆蛋白病？血浆蛋白病可分为几类？
4. 血红蛋白病发病的分子机理有哪些？
5. 先天性代谢病引起疾病的途径有哪些？举例说明。
6. 常见的α地中海贫血有哪些？

参 考 答 案

一、名词解释

1. 分子病：由于基因突变使蛋白质的分子结构或合成的量异常引起机体功能障碍的一类疾病。

2. 先天性代谢缺陷：基因突变造成酶蛋白分子结构或数量异常所引起的疾病。

3. 血红蛋白病：血红蛋白分子合成异常引起的疾病。

4. 地中海贫血病：由于某种或某些珠蛋白链合成速率降低，造成一些肽链缺乏，另一些肽链相对过多，出现肽链数量的不平衡而导致的溶血性贫血性疾病。

5. 异常血红蛋白病：指基因异常导致血红蛋白分子的珠蛋白肽链结构异常所引起的疾病。

二、单项选择题

1. D　2. C　3. D　4. A　5. B　6. D　7. B　8. E　9. C
10. A　11. B　12. C　13. B　14. E　15. D　16. C　17. E　18. A
19. D　20. E　21. B　22. D　23. A　24. A　25. D　26. A　27. D
28. A　29. A　30. C　31. B　32. C　33. B　34. C　35. E　36. D
37. A　38. A

三、不定项选择题

1. ABCDE　2. ABD　3. B　4. ACE　5. AB　6. ABCDE　7. ABCD
8. BCE　9. AB　10. BC　11. CD　12. ABD

四、填空题

1. 分子病　先天性代谢缺陷
2. 血红蛋白病　血浆蛋白病　结构蛋白缺陷病　受体蛋白病　膜转运蛋白病
3. 异常血红蛋白　地中海贫血
4. 珠蛋白
5. 珠蛋白基因的突变或缺陷
6. 碱基置换　基因缺失　融合基因
7. 氨基酸代谢缺陷　糖代谢缺陷　核酸代谢缺陷
8. 苯丙酮尿症　白化病　尿黑酸尿症

五、问答题

1. 分子病是由于遗传性基因突变或获得性基因突变使蛋白质的分子结构或合成的量异常直接引起机体功能障碍的一类疾病。它包括血红蛋白病、血浆蛋白病、受体蛋白病、膜转运蛋白病、结构蛋白缺陷病和免疫球蛋白缺陷病等。

2. 血红蛋白分子合成异常引起的疾病称为血红蛋白病。血红蛋白病分为异常血红蛋白病和地中海贫血两类。

3. 血浆蛋白病是血浆蛋白遗传性缺陷所引起的一组疾病，包括血友病 A、血友病 B、血友病 C 及血管性假血友病 4 种。

4. 血红蛋白病的分子基础是珠蛋白基因的突变或缺陷所致。一是异常血红蛋白病为血红蛋白分子的珠蛋白肽链结构异常，而影响到血红蛋白的溶解度、稳定性等生物学功能；二是地中海贫血为珠蛋白肽链合成速度降低，导致 α 链和非 α 链合成的不平衡,在临床上表现为溶血性贫血。

5. 先天性代谢病引起疾病的途径有:① 产物缺乏,如白化病为黑色素生成障碍;② 底物堆积,如半乳糖血症,为有害底物半乳糖-1-磷酸和半乳糖在血液中的堆积所致;③ 激发次要代谢途径的开放,中间代谢产物的堆积,如苯丙酮尿症患者体内苯丙酮酸的堆积对神经产生毒性作用;④ 酶缺陷导致反馈抑制减弱,如先天性肾上腺皮质增生症。

6. 常见的 α 地中海贫血根据 α 基因缺失的多少分为:① Hb Bart's 胎儿水肿综合征(--/--);② HbH 病(--/-α);③ 标准型 α 地贫(--/αα;-α/-α);④ 静止型 α 地贫(-α/αα)。缺失的 α 基因越多,病情也就越严重。

(朱晓蕾)

第九章　多基因遗传病

本章学习要点

多基因遗传病发病率为 0.1‰~1‰，发病有一定遗传基础，还受到环境因素的影响。多基因遗传病不遵循单基因病孟德尔遗传的一般规律。

精神分裂症是一种较常见的病因不明的精神障碍性疾病，遗传度为 70%~85%，其涉及的遗传因素十分复杂，有一定的环境因素诱导。

糖尿病是以慢性血糖升高为特征的碳水化合物、蛋白质、脂肪代谢紊乱的综合征。1 型 DM 属于自身免疫性疾病。2 型 DM 的发病多为植物神经类型。95% 以上的 DM 呈多基因遗传，环境因素对发病的影响很大。

哮喘是以过敏原或非过敏原因素引起的支气管反应性增高的疾病。哮喘可大致分为外源性和内源性两类。哮喘的发生、发展由宿主遗传易感性和环境暴露相互作用所决定。

复习思考题

一、单项选择题

1. 以下不属于多基因遗传病特征的是(　　)。
   A. 发病率为 0.1‰~1‰　　　　B. 家族聚集现象
   C. 发病受环境因素影响　　　　D. 符合孟德尔遗传定律
   E. 患者一级亲属的发病率高于群体发病率
2. 哮喘属于下列哪种疾病:(　　)。
   A. 单基因病　　B. 多基因遗传病　　C. 染色体病
   D. 线粒体病　　E. 体细胞遗传病
3. 下列属于多基因遗传病的是(　　)。
   A. 镰状细胞贫血症　　B. 猫叫综合征　　C. 精神分裂症
   D. Leber 遗传性视神经病　　E. 血友病
4. 下列哪项不是精神分裂症的临床特征:(　　)。

A. 联想障碍　　　　　B. 情感不协调　　　　C. 幻听、妄想

D. 缺乏自知力　　　　E. 智力障碍

5. 关于糖尿病,说法正确的是(　　)。

A. 在临床中1型和2型DM是完全相同的疾病

B. 都是mtDNA中tRNA基因3243bpA→G的突变所导致的疾病

C. 都是单基因遗传病

D. 都是多基因遗传病

E. 具有很强的遗传异质性的复杂性疾病

6. 下列哪种抗原系统的多态性被认为与1型DM的易感性相关:(　　)。

A. ABO　　　　　　　B. Rh　　　　　　　　C. HLA

D. MN　　　　　　　E. EN

7. 关于多基因遗传病,下列哪种说法正确:(　　)。

A. 可通过双生子患病一致率和家系连锁分析研究

B. 在医学实践中不太重要

C. 通过系谱分析可以确认

D. 包括连续多基因性状和不连续多基因性状

E. 由一个或几个主基因和环境因素共同决定是否发病

8. 年轻的成年发病型糖尿病MODY(Maturity-Onset Diabetes of the Young),WHO新分型将其归为特殊型糖尿病,其遗传方式为(　　)。

A. 线粒体遗传　　　　B. 性连锁遗传　　　　C. 染色体隐性遗传

D. 多基因遗传　　　　E. 常染色体显性遗传

二、不定项选择题

1. 下列哪些不属于多基因遗传病:(　　)。

A. 先天性睾丸发育不全　　　　　　　B. 肌营养不良

C. 血友病A　　　　D. 精神分裂症　　　E. 遗传性肾炎

2. 精神分裂症的染色体异常类型包括(　　)。

A. 脆性染色体畸变　　B. 易位　　　　　　　C. 缺失

D. 三体型　　　　　　E. 倒位

3. 目前研究发现糖尿病的遗传方式有(　　)。

A. 线粒体遗传　　　　B. 性连锁遗传　　　　C. 常染色体隐性遗传

D. 多基因遗传　　　　E. 以上都不是

4. 精神分裂症发病的因素有(　　)。

A. 染色体异常　　　　B. 线粒体异常　　　　C. 环境因素

D. 社会环境　　　　　E. 遗传因素
5. 目前对多基因病易感主基因进行筛选时主要采用的方法是(　　)。
   A. 染色体原位杂交技术　　　B. 关联分析
   C. 双生子调查　　　　　　　D. 后选基因直接检测
   E. 基因组扫描

三、问答题

1. 简述多基因遗传病的特点。
2. 简述精神分裂症的临床特征及病因中的遗传因素。
3. 简述哮喘的主要病理改变及遗传特点。

参 考 答 案

一、单项选择题

1. D　2. B　3. C　4. E　5. E　6. C　7. A　8. E

二、不定项选择题

1. ABCE　2. ABCDE　3. AD　4. ACDE　5. BE

三、问答题

1. 发病率一般为 0.1‰～1‰；有家族聚集现象，但不符合单基因遗传病的特点；发病率有种族差异；患者一级亲属的发病率高于群体发病率，且随亲属级别降低发病风险也降低。

2. 精神分裂症的临床特征：联想障碍，情感不协调，意志活动减退或缺乏，幻觉、妄想和紧张症候群，缺乏自知力。精神分裂症发生的遗传因素：① 染色体异常如脆性染色体畸变、易位、倒位、缺失、部分三体、非整倍体等；② 可能引起精神分裂症的易感基因有 DRD3 基因、5-HTR2A 基因、HLA 基因和 KCNN3 基因等。

3. 哮喘的主要病理改变有支气管平滑肌痉挛、黏膜水肿和炎细胞浸润。哮喘的遗传特点有：① 家族聚集性；② 同卵双生的发病一致率高于二卵双生。

（汪　萍）

第十章 染色体病

本章学习要点

染色体数目或结构异常引起的疾病称为染色体病。染色体病按染色体种类和表型可分为3种:常染色体病、性染色体病和染色体异常的携带者。

常染色体病是由常染色体数目或结构异常引起的疾病。常染色体病约占染色体病的2/3。包括三体综合征、部分三体综合征、部分单体综合征和嵌合体等。常见的主要有Down综合征,其次为18三体综合征,偶见13三体及5p-综合征等。新生儿Down综合征的发生率随母亲生育年龄的增高而增高,尤其当母亲年龄大于35岁时。DS患者有多种临床表现,其主要表现为智力低下,发育迟缓和特殊面容等。现已将DS的24种特征定位在21号染色体的6个小区域,其中2个区域最引人关注:① D21S55;② D21S55-MX1。

性染色体病指X或Y染色体发生数目或结构异常所引起的疾病。性染色体的数目异常有以下几种:① Klinefelter综合征;② XYY综合征;③ 多X综合征;④ Turner综合征。X染色体的结构异常主要有X短臂缺失和X长臂缺失两种。

染色体数目正常的性发育异常有真两性畸形、假两性畸形、XX男性综合征、XY女性综合征等。

染色体异常携带者是指带有染色体结构异常,但染色体总量基本为二倍体且表型正常个体,也即表型正常的染色体结构重排者。主要可分为易位、倒位两类。易位携带者又分相互易位携带者和罗伯逊易位携带者;倒位携带者又分臂间倒位携带者和臂内倒位携带者。

复习思考题

一、名词解释

1. 染色体病(Chromosomal Disorder)
2. 常染色体病(Autosomal Disorder)
3. 性染色体病(Sex Chromosomal Disorder)

4. 微小缺失综合征(Small Deletion Syndrome)

5. 平衡易位携带者(Balanced Translocation Carrier)

6. 真两性畸形(True Hermaphroditism)

二、单项选择题

1. 下列哪项不属于 Klinefelter 综合征的特征：(　　)。
   A. X 染色质阴性　　B. 男性乳房女性化　　C. 身材高大
   D. 小睾丸　　　　　E. 无精子

2. 1959 年 Lejure 发现的第一例染色体病为(　　)。
   A. 18 三体综合征　　B. 13 三体综合征　　C. 21 三体综合征
   D. 猫叫综合征　　　　E. Turner 综合征

3. 关于 X 染色体长臂 2 区 7 带 3 亚带 1 次亚带的描述，正确的是(　　)。
   A. Xq273.1　　　　B. Xq27.3.1　　　　C. Xq27.31
   D. Xq2.7.3.1　　　E. Xq2.73.1

4. Edwards 综合征的病因是多了以下哪一条染色体：(　　)。
   A. 18 号　　　　　B. 15 号　　　　　C. 22 号
   D. 13 号　　　　　E. 14 号

5. Patau 综合征的病因是多了以下哪一条染色体：(　　)。
   A. 5 号　　　　　　B. 12 号　　　　　C. 13 号
   D. 18 号　　　　　E. 15 号

6. 猫叫综合征的核型为(　　)。
   A. 46,XX(XY),del(6)(p12)　　　　B. 46,XX(XY),del(15)(p13)
   C. 46,XX(XY),del(5)(p15)　　　　D. 46,XX(XY),del(13)(p12)
   E. 46,XY(XY),dup(5)(p15)

7. Klinefelter 综合征的核型为(　　)。
   A. 47,XXX　　　　　B. 47,XYY　　　　　C. 47,XXY
   D. 46,XX/47,XYY　　E. 46,XX/47,XXX

8. 核型为 48,XXXY 的个体，其 X、Y 染色质的数目为(　　)。
   A. X 染色质 1、Y 染色质 1　　　B. X 染色质 2、Y 染色质 1
   C. X 染色质 3、Y 染色质 1　　　D. X 染色质 1、Y 染色质 0
   E. X 染色质 2、Y 染色质 0

9. 新生儿中最常见的染色体畸变综合征是(　　)。
   A. 猫叫综合征　　　B. Down 综合征　　　C. Turner 综合征
   D. Klinefelter 综合征　　E. Edward 综合征

10. 核型为 45,X 者可诊断为(　　)。
   A. Klinefelter 综合征　B. Down 综合征　C. Turner 综合征
   D. 猫叫综合征　E. Edward 综合征
11. Down 综合征为(　　)染色体数目畸变。
   A. 单倍体　B. 三倍体　C. 单体型
   D. 三体型　E. 多倍体
12. 夫妇中的一方为一非同源染色体间的相互易位携带者,与正常的配子相结合,则可形成(　　)种类型的合子。
   A. 8　B. 12　C. 16
   D. 18　E. 20
13. 46,XX 男性病例可能是因为其带含有(　　)。
   A. *Ras*　B. *SRY*　C. *p53*
   D. *Myc*　E. α 珠蛋白基因
14. 大部分 Down 综合征患者的核型为(　　)。
   A. 易位型　B. 游离型　C. 微小缺失型
   D. 嵌核型　E. 倒位型
15. 若患者体内既含男性性腺,又含女性性腺,则为(　　)。
   A. 男性　B. 真两性畸形　C. 女性
   D. 假两性畸形　E. 性腺发育不全
16. 14/21 罗伯逊易位的女性携带者与正常人婚配,理论上生育 Down 综合征患者的概率是(　　)。
   A. 1　B. 1/2　C. 1/3
   D. 1/4　E. 3/4
17. 倒位染色体携带者的倒位染色体在减数分裂的同源染色体配对中形成(　　)。
   A. 环状染色体　B. 倒位环　C. 染色体不分离
   D. 染色体丢失　E. 等臂染色体
18. 14/21 易位携带者的核型是(　　)。
   A. 46,XX(XY),−14,+21　B. 45,XX(XY),−14
   C. 46,XY(XY),−21　D. 46,XX(XY),−14,+t(14q;21q)
   E. 45,XX(XY),−14,−21,+t(14q;21q)
19. 一个常染色体平衡易位携带者的最常见的临床表现是(　　)。
   A. 皮肤异常　B. 轻度智力低下
   C. 自发流产、不育或生育力降低　D. 多发性畸形

E. 出生时低体重及身体发育差
20. Down 综合征的最常见病因是( )。
   A. 父龄高,精子发生时染色体发生了不分离
   B. 母龄高,卵子发生时染色体发生了不分离
   C. 受精卵分裂时染色体发生了不分离
   D. 母亲妊娠期有病毒感染
   E. 母亲年轻
21. 下列哪项不属于 Turner 综合征的特征:( )。
   A. 身材矮小   B. 蹼颈   C. 原发闭经
   D. X 染色质阳性   E. 后发际低

三、不定项选择题

1. Down 综合征的主要特征有( )。
   A. 伸舌样痴呆面容   B. 眼间距宽,两眼外侧上斜,耳位低下
   C. 小指弯曲   D. 四肢修长,身高,胡子、阴毛均少
   E. 智力发育障碍
2. Down 综合征的遗传学类型有( )。
   A. 游离型   B. 缺失型   C. 嵌合型
   D. 易位型   E. 倒位型
3. 下列属于常染色体断裂综合征的疾病是( )。
   A. Patau 综合征   B. 着色性干皮病   C. Bloom 综合征
   D. Fanconi 贫血   E. 地中海贫血
4. 下列属于微小缺失综合征的疾病是( )。
   A. 视网膜母细胞瘤   B. Bloom 综合征   C. Wilms 瘤
   D. 着色性干皮病   E. 哮喘
5. 母亲的核型为 45,XX,−14,−21,+t(14q;21q),父亲核型正常,其后代理论上( )。
   A. 全部正常   B. 1/3 为平衡易位携带者
   C. 全部死胎   D. 1/3 为易位型先天愚型
   E. 1/3 完全正常
6. Down 综合征的产前三联筛查主要有下列何种检测项目:( )。
   A. 甲胎蛋白   B. 雌三醇   C. 过氧化物歧化酶
   D. 酪氨酸酶   E. 绒毛膜促性腺激素
7. 下列 X 染色质为阴性的有( )。

A. 46,XX　　　　B. 45,X　　　　C. 46,XY
D. 47,XXX　　　E. 47,XYY

8. XYY综合征患者的主要特征有(　　)。
   A. 身材高大
   B. 口腔黏膜细胞涂片检查Y染色质双阳性X染色质阴性
   C. 口腔黏膜细胞涂片检查Y染色质阴性X染色质阳性
   D. 语言发育迟缓,计算能力差
   E. 精神缺陷,有反社会行为

9. 常染色体病的临床特点是(　　)。
   A. 先天性多发畸形　　B. 两性畸形　　C. 特殊肤纹
   D. 智力障碍　　　　　E. 生长迟缓

10. 染色体病在遗传上一般的特点是(　　)。
    A. 散发性　　　　　B. 双亲染色体正常　　C. 呈隐性遗传
    D. 双亲之一为纯合子
    E. 双亲之一可能为平衡的染色体结构重排携带者

11. 下列有必要做染色体检查的是(　　)。
    A. 习惯性流产者　　B. 感冒患者　　C. 智力低下者
    D. 不孕者　　　　　E. 血友病患者

12. 某妇女反复流产,而其夫妇双方表型均正常,且染色体均为46条,则二人中可能有(　　)。
    A. 染色体缺失　　　B. 易位携带者　　　C. 染色体倒位
    D. 染色体部分缺失　E. 脆性X染色体

13. 下列不属于染色体疾病的有(　　)。
    A. 成骨不全　　　　B. 猫叫综合征　　　C. 苯丙酮尿症
    D. 唇裂　　　　　　E. 先天愚型

14. 属于性染色体疾病的是(　　)。
    A. Klinefelter综合征　B. Down综合征　C. Turner综合征
    D. 超雌　　　　　　　E. Edward综合征

15. 生育先天愚型患者的孕妇一般具有下列哪些情况:(　　)。
    A. 流产史　　　　　B. 高龄孕妇　　　　C. D/G易位携带者
    D. 13/21易位携带者　E. 怀孕早期服用反应停

四、填空题

1. 常染色体病约占染色体病的2/3,它包括_____、_____、_____综合征和_____等。

2. 根据患者的核型组成的不同,可将 Down 综合征分为_____、_____、_____等遗传类型。

3. 性染色体数目异常综合征有_____、_____、_____和_____等。

4. 染色体正常但性发育异常的疾病有_____、_____、_____和_____等。

5. 可以采用_____、_____、_____和_____等检查措施对 Down 综合征进行诊断。

五、问答题

1. 为何 21/21 染色体平衡易位携带者即 45,XX(XY),−21,−21,+t(21q;21q)不应生育?

2. 双亲表型正常却生了一个既是 Turner 综合征又患有 A 型血友病的女儿,为什么?

3. 如何解释一对表型正常的夫妇却生了一个红绿色盲的先天性睾丸发育不全的患者?

4. 一对表型正常的夫妻,生了一个先天愚型的患者,经检查患者有 46 条染色体,患者的母亲只有 45 条染色体。请予以解释。这对夫妻如果再生孩子,情况如何?

5. 说明下列核型的含义及其病名:

(1) 47,XX,+21。

(2) 46,XY,del(5)(p15)。

(3) 46,XX/47,XX,+13。

(4) 45,X。

(5) 47,XYY。

6. 说明下列核型的含义及其病名:

(1) 47,XXX。

(2) 46,XX,−14,+t(14q;21q)。

(3) 47,XX,+13。

(4) 47,XXY。

参 考 答 案

一、名词解释

1. 染色体病:染色体数目或结构异常所引起的疾病。

第十章 染色体病

2. 常染色体病：由常染色体数目或结构异常所引起的疾病。
3. 性染色体病：由 X 或 Y 染色体数目或结构异常所引起的疾病。
4. 微小缺失综合征：由于染色体上一些小带缺失所引起的疾病的总称。
5. 平衡易位携带者：表型正常但带有一条易位染色体的个体。
6. 真两性畸形：患者既有睾丸又有卵巢，内外生殖器间性，第二性征发育异常的个体。

二、单项选择题

1. A 2. C 3. C 4. A 5. C 6. C 7. C 8. B 9. B
10. C 11. D 12. D 13. D 14. B 15. D 16. C 17. B 18. E
19. C 20. B 21. D

三、不定项选择题

1. ABCE 2. ACD 3. BCD 4. AC 5. BDE 6. ABE
7. BCE 8. ABE 9. ACDE 10. ABE 11. ACD 12. BCD
13. ACD 14. ACD 15. ABCD

四、填空题

1. 三体综合征 部分三体综合征 部分单体综合征 嵌合体
2. 游离型 易位型 嵌合型
3. Klinefelter 综合征 XYY 综合征 多 X 综合征 Turner 综合征
4. 真两性畸形 假两性畸形 XX 男性综合征 XY 女性综合征
5. 临床筛查 染色体检查 血液学改变 酶的改变

五、问答题

1. 如果父母之一是 21/21 平衡易位携带者，即 45,XX(XY),−21,−21,+t(21q;21q)时：① 1/2 胎儿将因核型为 21 单体而流产；② 1/2 核型为 46,−21,+t(21q;21q)，即活婴将 100% 为 21/21 易位型先天愚型患者。所以父母之一是 21/21 平衡易位携带者，不应生育。

2. 已知 A 型血友病的遗传方式为 XR，Turner 综合征最常见的核型为 45,X。因其双亲表型正常，故患者的母亲为 A 型血友病基因的携带者，基因型为 $X^H X^h$，可形成 X^H 和 X^h 的卵子，而其父亲精子形成过程中性染色体发生了不分离或丢失，形成了没有性染色体的精子，与 X^h 的卵子受精后，形成了核型为 45,X^h 的个体，故表现为既是 Turner 综合征又患有血友病。

3. 依题意,患者的核型为 47,X^bX^bY。由于双亲表型正常,所以患者的母亲为色盲基因的携带者,其基因型为 X^BX^b。红绿色盲的先天性睾丸发育不全患者的产生,是由于卵子形成过程中,在减数第二次分裂时发生了染色体的不分离,形成了 X^bX^b 型的卵子,X^bX^b 型的卵子与 Y 型的精子受精后,产生了 47,X^bX^bY 的后代,故表现为红绿色盲和先天性睾丸发育不全。

4. 依题意,患者的母亲为表型正常的具有 45 条染色体的罗伯逊易位的携带者,故可生出染色体数为 46 条的易位型先天愚型患者。这对夫妻如再生孩子,其妻子理论上可形成 6 种类型的配子,受精后除不能发育的占 3/6 外,所生子女中,约 1/3 正常,1/3 为易位型先天愚型,1/3 为平衡易位携带者。

5. 核型的含义及其病名:

(1) 47,XX,+21:细胞中有 47 条染色体,比正常女性核型多了一条 21 号染色体;先天愚型。

(2) 46,XY,del(5)(p15):细胞中有 46 条染色体,男性,5 号染色体短臂 1 区 5 带以远缺失;猫叫综合征。

(3) 46,XX/47,XX,+13:女性嵌合体,有两类染色体组成核型的细胞,一类核型正常,另一类比正常核型多一条 13 号染色体;13 三体综合征(嵌合型)。

(4) 45,X:细胞中只有 45 条染色体,性染色体只有一条 X,比正常女性少了一条 X 染色体;先天性性腺发育不全症(Turner 综合征)。

(5) 47,XYY:细胞中有 47 条染色体,性染色体组成为 XYY,比正常男性多了一条 Y 染色体;XYY 综合征。

6. 核型的含义及其病名:

(1) 47,XXX:细胞中有 47 条染色体,比正常女性多一条 X 染色体;多 X 综合征(超雌)。

(2) 46,XX,−14,+t(14q;21q):细胞中有 46 条染色体,女性,少一条 14 号染色体,多了一条 14 号染色体长臂和 21 号染色体长臂易位形成的衍生染色体;易位型先天愚型。

(3) 47,XX,+13:细胞中有 47 条染色体,性染色体组成为 XX,比正常女性多了一条 13 号染色体;13 三体综合征。

(4) 47,XXY:细胞中有 47 条染色体,性染色体组成为 XXY,比正常男性多了一条 X 染色体;先天性睾丸发育不全症(Klinefelter 综合征)。

(朱晓蕾)

第十一章 肿　　瘤

本章学习要点

　　肿瘤是细胞异常增殖所形成的细胞群,属于体细胞遗传病。目前已发现的 200 多种恶性肿瘤涉及了绝大多数类型的细胞、组织、器官及系统。肿瘤的发生是遗传因素和环境因素共同作用的结果。有些肿瘤呈单基因遗传,如视网膜母细胞瘤;大部分常见的肿瘤则表现为多基因遗传。染色体异常是肿瘤细胞的一大特征。大多数恶性肿瘤细胞的染色体为非整倍体。在肿瘤细胞内也常见到结构异常的染色体,如果一种异常的染色体较多地出现在某种肿瘤细胞内,这种染色体就被称为该肿瘤的标记染色体。染色体畸变可能是肿瘤发生的原因,也可能是肿瘤发生的表现。某些遗传性缺陷或疾病具有易患肿瘤的倾向性,以上这些构成了肿瘤发生的遗传现象。

　　能够使细胞发生癌变的基因统称为癌基因,就来源分为病毒癌基因和细胞基因。原癌基因是正常细胞生长发育所必需的基因,当被激活时转变为癌基因。原癌基因可能在发生点突变、染色体易位、基因扩增或启动子插入等情况下被激活。正常的细胞中亦存在抑制肿瘤发生的基因——肿瘤抑制基因以及抑制肿瘤转移的肿瘤转移抑制基因。能够抑制肿瘤发生的基因称为肿瘤抑制基因(抑癌基因),常见的肿瘤抑制基因有 $p53$、$p16$、RBI 等。

　　目前认为肿瘤的发生是多步骤的,经过多个阶段,由多个基因先后改变所引起,包括癌基因的激活和抑癌基因的失活等。虽然肿瘤的发生演变同致癌或促癌因子、营养、激素、机体免疫状态以及机体遗传因素均有密切关系,但正常细胞一旦恶变为肿瘤细胞后,只复制出与恶变后类似的肿瘤细胞。癌变的本质是遗传物质或遗传信息的变化。

复习思考题

一、名词解释

1. 癌基因(Oncogene)

2. 原癌基因(Proto-Oncogene)

3. 标记染色体(Marker Chromosome)

4. 干系(Stem Line)

5. 众数(Model Number)

6. 肿瘤抑制基因(Tumor Suppressor Gene)

7. 二次突变学说(Two-Hit Hypothesis)

二、单项选择题

1. 下列关于染色体异常与肿瘤关系的描述,正确的是(　　)。
   A. 染色体畸变是肿瘤发生的原因
   B. 染色体畸变是肿瘤发生的表现
   C. 染色体畸变对肿瘤来说既可能是发病原因,也可能是继发改变
   D. 肿瘤细胞中染色体数目均表现为非整倍体
   E. 肿瘤细胞中均存在标记染色体

2. 作为肿瘤抑制基因,RB1 基因最早是从下列哪种疾病中被发现的:(　　)。
   A. 神经母细胞瘤　　　B. 视网膜母细胞瘤　　　C. 骨肉瘤
   D. 肺癌　　　　　　　E. 乳腺癌

3. 共济失调性毛细血管扩张症是属于(　　)。
   A. AR 遗传　　　　　B. AD 遗传　　　　　　C. XR 遗传
   D. XD 遗传　　　　　E. 多基因遗传

4. 癌基因 sis 产物是一种(　　)。
   A. 生长因子受体　　　B. 生长因子　　　　　C. 转录因子
   D. 酪氨酸蛋白激酶　　E. 丝氨酸/苏氨酸蛋白激酶

5. 癌基因 SRC 产物是一种(　　)。
   A. 生长因子受体　　　B. 生长因子　　　　　C. 转录因子
   D. 酪氨酸蛋白激酶　　E. 神经递质

6. Wilms 瘤的特异性标记染色体是(　　)。
   A. 11q 缺失　　　　　B. 13q 缺失　　　　　C. 8、14 易位形成
   D. 11p 缺失　　　　　E. 22q 缺失

7. 慢性粒细胞性白血病的特异性标记染色体是(　　)。
   A. Ph 小体　　　　　B. 13q 缺失　　　　　C. 8、14 易位形成
   D. 1lp 缺失　　　　　E. 22q 缺失

8. 视网膜母细胞瘤的特异性标记染色体是(　　)。
   A. Ph 小体　　　　　B. 13q 缺失　　　　　C. 8、14 易位形成

D. 1lp 缺失　　　　　E. 22q 缺失
9. Burkitt 淋巴瘤的特异性标记染色体是(　　)。
   A. Ph 小体　　　　B. 13q 缺失　　　　C. 8、14 易位形成
   D. 11p 缺失　　　　E. 22q 缺失
10. 原癌基因激活的方式不包括(　　)。
    A. 点突变　　　　B. 基因扩增　　　　C. 基因插入
    D. 基因重组　　　E. 基因步移
11. 对肿瘤转移有抑制作用的基因是(　　)。
    A. *RB1*　　　　B. *p53*　　　　　C. *nm23*
    D. *RAS*　　　　E. *MYC*
12. 肿瘤发生的二次突变学说中,第二次突变发生在(　　)。
    A. 体细胞　　　　B. 卵子　　　　　C. 原癌细胞
    D. 癌细胞　　　　E. 精子
13. 关于标记染色体,下列哪些说法是不正确的:(　　)。
    A. 是一种较多地出现在某种肿瘤细胞内的异常染色体
    B. 分为特异性和非特异性标记染色体两种
    C. 经常出现于同一肿瘤内的标记染色体称为特异性标记染色体
    D. Ph 小体是慢性粒细胞白血病(CML)的非特异性标记染色体
    E. 标记染色体的存在支持肿瘤的单克隆起源假说
14. 肿瘤的遗传易感性包括的范围较广,但不包括下列哪项:(　　)。
    A. 遗传性肿瘤　　　　　　　B. 染色体病
    C. 免疫监视缺陷　　　　　　D. 药物代谢酶活性异常
    E. DNA 修复缺陷的隐性综合征
15. 下列关于 *RB1* 基因的描述,不正确的是(　　)。
    A. 是最早发现的肿瘤抑制基因
    B. 定位于 13q14
    C. 其产物通过与另一种转录因子结合,抑制细胞周期的进程
    D. 其产物是一种生长抑制因子,发挥抑制细胞生长的作用
    E. 除了视网膜母细胞瘤,其他肿瘤中也发现了 *RB1* 基因的突变
16. *p53* 基因是(　　)。
    A. 病毒癌基因　　　B. 抑癌基因　　　　C. 细胞癌基因
    D. 肿瘤转移基因　　E. 肿瘤转移抑制基因
17. *H-RAS* 基因产物是一种(　　)。
    A. 酪氨酸激酶　　　B. 生长因子　　　　C. GTP 酶

D. 转录因子　　　　　E. 激素

18. 在某些肿瘤中,如果某种肿瘤细胞系生长占优势或细胞百分数占多数,此细胞系就称为该肿瘤的(　　)。

A. 干系　　　　B. 旁系　　　　C. 众系
D. 标志细胞系　　　　E. 非标志细胞系

三、不定项选择题

1. 下列哪些肿瘤较多地呈现出单基因遗传的方式:(　　)。

A. 多发性神经纤维瘤　　B. 神经母细胞瘤　　C. 嗜铬细胞瘤
D. 肺癌　　　　　　　　E. 肾母细胞瘤

2. 以多基因遗传方式为主的肿瘤是(　　)。

A. 子宫颈癌　　　　B. 胃癌　　　　C. 乳腺癌
D. 前列腺癌　　　　E. 肝癌

3. 下列哪些疾病存在染色体不稳定、易继发肿瘤的特点:(　　)。

A. 着色性干皮病　　　　　　　B. Bloom 综合征
C. 共济失调性毛细血管扩张症　　D. Fanconi 贫血
E. 镰状细胞贫血

4. 原癌基因的特点有(　　)。

A. 只存在于病毒基因组中　　　B. 存在于正常细胞基因组中
C. 在控制细胞增殖与分化中起作用　D. 可以增强下游结构基因的转录
E. 当被激活时可转变为癌基因

5. 着色性干皮病的特征有(　　)。

A. AR 遗传　　　　　　　　　B. 对光敏感
C. 眼和面部皮肤毛细血管扩张　D. 易患皮肤癌
E. 核苷酸切除修复途径缺陷

6. 属于抑癌基因的有(　　)。

A. *SRC*　　　　B. *p53*　　　　C. *p16*
D. *RB1*　　　　E. *APC*

7. 基因扩增表现的细胞遗传学特征是(　　)。

A. 染色体易位　　　B. 染色体倒位　　　C. 染色体数目增加
D. 均质染色区　　　E. 形成双微体

8. 遗传性恶性肿瘤的特征为(　　)。

A. 发病早,恶性程度高　　B. 发病晚,恶性程度低
C. 常为单侧发病　　　　　D. 常多发或双侧发病

E. 通常呈常染色体显性遗传
9. 细胞癌基因的激活方式包括（　　）。
   A. 点突变　　　　　B. 启动子插入　　　C. 基因扩增
   D. 染色体易位　　　E. 基因敲除
10. 下列属于癌基因的有（　　）。
    A. *sis*　　　　　　B. *SRC*　　　　　　C. *v-mos*
    D. *v-myc*　　　　E. *APC*
11. 二次突变学说的主要论点有（　　）。
    A. 遗传性病例第一次为生殖细胞突变，第二次为体细胞突变
    B. 散发性病例第一次为生殖细胞突变，第二次为体细胞突变
    C. 遗传性病例发生两次体细胞突变
    D. 散发性病例发生两次体细胞突变
    E. 视网膜母细胞瘤的发生需经二次突变产生
12. Bloom综合征的主要特征包括（　　）。
    A. 生长发育迟缓
    B. 免疫缺陷和染色体不稳定
    C. 对白血病、淋巴瘤和其他肿瘤的易感性高
    D. 日光敏感性面部红斑
    E. 发病具有明显的种族差异性
13. Fanconi贫血（FA）的主要特征有（　　）。
    A. 再生性障碍贫血，血小板减少和白细胞减少
    B. 常伴骨骼畸形、脑损伤、心脏和胃肠道缺陷
    C. 易继发白血病
    D. 属于常染色体隐性遗传病
    E. 细胞中普遍存在染色体不稳定
14. 毛细血管扩张性运动失调（AT）的主要特征有（　　）。
    A. 进行性小脑共济失调　　　　B. 免疫缺陷
    C. 结膜毛细血管扩张　　　　　D. 染色体不稳定
    E. 常染色体隐性遗传病
15. 下列关于 *p53* 基因的描述，正确的是（　　）。
    A. 其产物是一种核蛋白，作为转录因子发挥作用
    B. 其产物是一种生长因子，起到促进细胞生长发育的作用
    C. 与其他基因协调作用，具有抑制细胞增生、促进细胞凋亡的功能
    D. 是一种原癌基因，其突变与多种肿瘤发生相关

E. 是一种抑癌基因,其失活与多种肿瘤发生相关

四、填空题

1. 肿瘤属于_____遗传病,它的发生总体来说是_____因素和_____因素共同作用的结果。

2. 在某种肿瘤内,如果某种细胞系生长占优势,此细胞系就称为该肿瘤的_____系,它们所含的染色体数目称为_____,而细胞生长处于劣势的其他核型的细胞系称为_____系。

3. 如果一种异常的染色体较多地出现在某种肿瘤的细胞内,就称为该肿瘤的_____染色体,如慢性粒细胞性白血病中的_____。

4. 能够使细胞发生癌变的基因统称为_____。

5. 原癌基因原是细胞生长发育必需的,当这些基因在_____、_____、_____及_____等方面发生异常时,就可以使细胞无限增殖、恶性转化。

6. 细胞癌基因按其功能不同可以分为_____、_____、_____和_____ 4 类。

7. 原癌基因的激活大体可分为_____、_____、_____和_____ 4 种机制。

8. Ph 小体是由_____号染色体和_____号染色体之间发生易位所形成的,这种易位导致融合基因_____的形成,使_____酶活性增强。

9. _____是指在一定的环境因素影响下,由遗传基础决定的个体易患某种恶性肿瘤的倾向。

10. 根据二次突变学说,遗传性视网膜母细胞瘤第一次突变发生在_____细胞,第二次突变发生在_____细胞。

11. 肿瘤的发生涉及多个基因的改变,既有_____的激活,又有_____的失活。

五、问答题

1. 试述原癌基因激活的几种机制。

2. 请用二次突变假说解释遗传性视网膜母细胞瘤与散发性视网膜母细胞瘤临床发病特点的差异。

3. 原癌基因产物按其功能可分为哪几类?每一类在细胞生长发育的过程中各发挥什么作用?

4. 简述肿瘤发生的多步骤学说。

第十一章 肿瘤

参 考 答 案

一、名词解释

1. 癌基因：能够使细胞发生癌变的基因统称为癌基因。
2. 原癌基因：原是正常细胞生长发育所必需的基因，当被异常激活时转变为癌基因引起细胞恶性转化。
3. 标记染色体：如果一种异常的染色体较多地出现在某种肿瘤的细胞内，则这种染色体就称为该肿瘤的标记染色体。
4. 干系：在肿瘤细胞群中生长占优势或细胞百分数占多数的细胞系。
5. 众数：肿瘤细胞群中干系细胞所含的染色体数目。
6. 肿瘤抑制基因：存在于正常细胞中抑制肿瘤发生的基因。
7. 二次突变学说：一个正常的细胞需经两次或两次以上突变才能转变为癌细胞。

二、单项选择题

1. C 2. B 3. A 4. B 5. E 6. D 7. A 8. B 9. C
10. E 11. C 12. A 13. D 14. A 15. D 16. B 17. C 18. A

三、不定项选择题

1. ABCE 2. ABCDE 3. ABCD 4. BCE 5. ABDE 6. BCDE
7. DE   8. ADE   9. ABCD 10. ABCD 11. ADE 12. ABCDE
13. ABCDE 14. ABCDE 15. ACE

四、填空题

1. 体细胞 遗传 环境
2. 干 众数 旁
3. 标志 Ph 小体
4. 癌基因
5. 表达时间 表达部位 表达数量 表达产物结构
6. 生长因子 生长因子受体 信号传递蛋白 核内转录因子
7. 点突变 染色体易位 基因扩增 病毒诱导和启动子插入
8. 9 22 *bcr-abl* 酪氨酸激

9. 肿瘤的遗传易感性
10. 生殖体
11. 癌基因　抑癌基因

五、问答题

1. ① 点突变：单个碱基突变导致编码蛋白功能异常；② 染色体易位：由于染色体断裂与重排使细胞癌基因在染色体上的位置发生改变，使原来无活性或低表达的癌基因易位至一个强大的启动子、增强子附近，从而启动基因表达，或使基因表达增强，或产生新的蛋白导致细胞恶性转化；③ 基因扩增：通过复制使某个原癌基因拷贝数大量增加进而导致该基因过量表达；④ 病毒诱导与启动子插入：原癌基因附近被插入一个强大的启动子而被激活。

2. 二次突变学说的中心论点是：一个正常细胞突变为恶性细胞的过程中至少要经历两次突变。遗传性视网膜母细胞瘤第一次突变发生在生殖细胞，由其形成的子代个体的每一个体细胞均携带这个突变的基因；第二次突变发生在体细胞，视网膜细胞第二次突变会导致该细胞恶性转化，这种事件较易发生，所以遗传性视网膜母细胞瘤发病年龄早，常双眼发病。而散发性视网膜母细胞瘤是由同一个视网膜细胞连续发生两次突变而产生，发生率低或不易发生，所以发病年龄一般较晚，常单侧发病。

3. 原癌基因产物按其功能不同可以分为 4 大类：① 生长因子受体类：与生长因子结合后形成蛋白质酪氨酸激酶，触发细胞内的一系列反应。② 信号传递蛋白类：一是酪氨酸激酶，其将 ATP 末端的磷酸基转移到其他蛋白质的酪氨酸残基上，二是丝氨酸/苏氨酸激酶，可将 ATP 末端的磷酸基转移到其他蛋白质的丝氨酸或苏氨酸残基上，均能各自改变其功能，影响细胞的生长和分化。③ 生长因子类：与其受体结合刺激细胞增生。④ 核内转录因子类：可与某些基因的 DNA 片段结合，调节该基因的转录，促进细胞的增殖。

4. 肿瘤的发生是多步骤的，要经过多阶段的演变，往往需要多个肿瘤相关基因的协同作用，如癌基因的激活、抑癌基因的失活等，不同的阶段涉及不同基因的改变，肿瘤最终表型的形成是这些基因改变共同作用的结果。

（宫　磊）

第十二章 遗传病的诊断

本章学习要点

遗传病的诊断方法既包含一般疾病的常规诊断方法，又具有特殊的遗传学检查方法如系谱分析、生化检查、染色体分析、基因诊断等。不同疾病发病基础不同，应针对性地选用相适应的诊断方法。根据诊断时期不同，可将遗传病的临床诊断分为临症诊断、症状前诊断、产前诊断、植入前诊断。其中产前诊断是预防遗传病发生的重要环节。产前诊断是利用直接或间接方法对胎儿进行疾病诊断的过程，可以有效地预防具有严重遗传病、智力障碍及先天畸形的患者出生。目前产前诊断的方法主要有B超、羊膜穿刺、绒毛取样法、脐带穿刺法、胎儿镜、孕妇外周血胎儿细胞富集等。

利用分子生物学技术，检测体内DNA或RNA结构或表达水平的变化，从而对疾病进行诊断的方法称为基因诊断。基因诊断主要采用核酸分子杂交、PCR和DNA序列测定等技术，其他常用的技术还有PCR-RFLP、PCR-SSCP、RT-PCR、Western印迹技术等。

复习思考题

一、名词解释

1. 产前诊断（Prenatal Diagnosis）
2. 基因诊断（Gene Diagnosis）

二、单项选择题

1. 一个完整的系谱至少应包括（　　）代。
   A. 2　　　　　　　　B. 3　　　　　　　　C. 4
   D. 5　　　　　　　　E. 6
2. 下列关于家系分析，说法不正确的是（　　）。
   A. 根据对患者及家庭成员发病情况的调查绘制系谱，进行分析

B. 查询家系成员越多越好,以便获得更多的遗传信息
C. 分析某种遗传病时,需要对多个系谱作综合分析,才能作出可靠的判断
D. 适用于单基因病分析,不适用于多基因病分析
E. 对同一种疾病的诊断应尽量采取相同的诊断标准

3. 下列哪种疾病可通过染色体检查确诊:(　　)。
   A. 苯丙酮尿症　　　B. 镰形细胞贫血症　　C. Turner 综合征
   D. 半乳糖血症　　　E. 以上都不是

4. 下列哪项不是染色体检查的适应证:(　　)。
   A. 30 岁以上孕妇　　　　　　B. 智力低下、生长发育迟缓
   C. 夫妇之一是染色体平衡易位的携带者
   D. 多发性流产　　　　　　　E. 不育、原发性闭经

5. 孕 12 周前取胎儿细胞进行产前诊断应选取下列哪项检查技术:(　　)。
   A. B 超　　　　　　B. 绒毛取样　　　C. 羊膜穿刺
   D. 胎儿镜检查　　　E. 脐带穿刺

6. 羊膜穿刺一般适于在妊娠的哪一时期进行:(　　)。
   A. 7～9 周　　　B. 8～12 周　　　C. 12～16 周
   D. 16～20 周　　E. 20～24 周

7. 下列技术中可以最早实现产前诊断的是(　　)。
   A. 脐带穿刺　　　B. 绒毛取样　　　C. 羊膜穿刺
   D. 胎儿镜检查　　E. 植入前诊断

8. 对疑似苯丙酮尿症的患者测定其血浆中苯丙氨酸的浓度是属于(　　)。
   A. 染色体检查　　　B. 血常规检查　　　C. 生化检查
   D. 产前诊断　　　　E. 血电解质检查

9. 下列哪项检查特别适合于多个基因、多个位点的同时检测:(　　)。
   A. PCR-ASO　　　B. Southern 印迹法　　　C. 染色体检查
   D. 生化检查　　　E. 基因芯片

10. 可以对蛋白质进行定性、定量分析的技术是(　　)。
    A. 斑点印迹杂交　　B. Western 印迹　　　C. RFLP
    D. RT-PCR　　　　 E. 基因芯片

11. 下列不属于遗传标记的是(　　)。
    A. SSCP　　　　　B. RFLP　　　　　C. 微卫星 DNA
    D. 小卫星 DNA　　E. 单核苷酸多态

12. 下列关于基因诊断的描述,不正确的是(　　)。
    A. 以特定基因为目标,检测基因变化,特异性强

B. 可在疾病尚未出现临床表现前做出诊断

C. 必须获取大量的样品才能进行诊断

D. 广义的基因诊断包括基因结构和表达两方面的检测

E. 不仅适用于单基因病，还适用于感染性疾病、肿瘤的诊断

三、不定项选择题

1. 遗传学特殊的诊断方法包括（　　）。
   A. 家系分析　　　　B. 肝、肾功能检查　　C. 生化检查
   D. 染色体检查　　　E. 基因诊断

2. 以下属于细胞遗传学检查的是（　　）。
   A. 系谱分析　　　　B. 染色体检查　　　　C. 性染色质检查
   D. 染色体原位杂交　E. 基因检测及生化分析

3. 染色体检查的适应证有（　　）。
   A. 明显的智力发育不全　　　　B. 生长迟缓或伴先天畸形
   C. 夫妇之一有染色体异常　　　D. 先天性代谢病
   E. 不育、多发性流产

4. 染色体检查的标本可以是（　　）。
   A. 绒毛膜　　　　　B. 羊水　　　　　　　C. 活检组织
   D. 胸腹水　　　　　E. 培养细胞

5. 下面哪种疾病需要进行染色体检查：（　　）。
   A. 血友病　　　　　　　　　　B. 葡萄糖-6-磷酸脱氢酶缺乏症
   C. 两性畸形　　　　　　　　　D. 慢性粒细胞性白血症
   E. 先天性唇/腭裂

6. 产前诊断的对象包括（　　）。
   A. 35岁以上的孕妇
   B. X连锁遗传病致病基因携带者孕妇
   C. 夫妇一方有染色体畸变或生育过染色体病患者
   D. 有遗传病家族史，又系近亲结婚的孕妇
   E. 夫妇之一有致畸因素接触史的孕妇

7. 产前诊断的方法包括（　　）。
   A. B超　　　　　　　B. 绒毛吸取术　　　　C. 脐带穿刺术
   D. 植入前诊断　　　　E. 分离孕妇外周血中的胎儿细胞

8. 下列关于羊膜穿刺的描述，正确的是（　　）。
   A. 需在B超的监视下进行

B. 抽取的羊水可以进行染色体、生化或基因分析
C. 应在妊娠晚期进行
D. 诱发流产的风险较大
E. 羊水中 AFP 浓度过高,提示胎儿可能有神经管缺陷

9. PCR 反应体系应包含下列哪些物质:(　　)。
A. RNA 聚合酶　　　B. DNA 模板　　　C. DNA 酶
D. 特异性引物　　　E. 游离的脱氧核苷酸

10. 下列哪些技术可用于基因表达量的分析:(　　)。
A. Southern 印迹法　　B. Northern 印迹法　　C. 基因芯片
D. RT-PCR　　　　　　E. RFLP

四、填空题

1. 就诊断方法而言,遗传病诊断包括_____和_____。
2. 依诊断时期不同,可将遗传病诊断分为_____、_____、_____和_____。
3. 病史采集的关键是材料的_____和_____。
4. 系谱分析时应注意系谱的_____和_____。
5. 采集病史时要_____、_____,还要收集病人的_____、_____和_____。
6. 为避免判断错误,在单基因病遗传分析中要注意_____、_____、_____和_____等问题。
7. 生化检查是对_____的定量和定性分析,主要针对遗传病中的_____病进行诊断。
8. Southern 印迹法主要用于_____的分析,Northern 印迹法主要用于_____的分析。
9. 首例基因诊断是采用_____技术对镰状细胞贫血症进行诊断。
10. 产前诊断中获取胎儿细胞的方法有_____、_____、_____和_____等。

五、问答题

1. 染色体检查的适应证是什么?
2. 产前诊断的对象有哪些?产前诊断的意义如何?
3. 简述产前诊断中所采用的主要技术方法。
4. 基因诊断的特点有哪些?

第十二章 遗传病的诊断

参 考 答 案

一、名词解释

1. 产前诊断：对胚胎或胎儿在出生前是否患有某种遗传病或先天畸形做出准确的诊断。
2. 基因诊断：利用分子生物学的技术，检测体内 DNA 或 RNA 结构或表达水平的变化，从而对疾病做出诊断的方法。

二、单项选择题

1. B　2. D　3. C　4. A　5. B　6. D　7. E　8. C　9. E　10. B
11. A　12. C

三、不定项选择题

1. ACDE　2. BCD　3. ABCE　4. ABCDE　5. CD　6. ABCDE
7. ABCDE　8. ABE　9. BDE　10. BCD

四、填空题

1. 常规诊断　特殊诊断
2. 临症诊断　症状前诊断　出生前诊断　植入前诊断
3. 真实性　完整性
4. 完整性　准确性
5. 准确　详尽　家族史　婚姻史　生育史
6. 外显不全　延迟显性　显、隐性的相对性　新突变的产生　遗传印记　动态突变　遗传异质性（答案任选4个）
7. 酶和蛋白质　单基因
8. DNA　RNA
9. RFLP
10. 羊膜穿刺法　绒毛吸取法　脐带穿刺法　孕妇外周血胎儿细胞富集法　胎儿镜　植入前诊断（答案任选4个）

五、问答题

1. 染色体检查的适应证包括：明显智力发育不全者，生长迟缓或伴有其他先天畸形者，夫妻之一有染色体异常，家族中已有染色体异常或先天畸形的个体，多发性流产妇女及其丈夫，原发性闭经和女性不育症，无精子症和不育的男性，两性畸形者，疑为先天愚型的患者及其父母，原因不明的智力低下并伴有大耳、大睾丸和多动症者，35岁以上高龄孕妇。

2. 产前诊断是对胚胎或胎儿在出生前是否患有某种遗传病或先天畸形做出准确的诊断。产前诊断的对象有：夫妇之一有染色体畸变或生育过染色体病患者的孕妇，35岁以上的高龄孕妇，夫妇之一有神经管畸形或生育过先天性神经管畸形患者的孕妇，夫妇之一有先天性代谢缺陷或生育过这种患者的孕妇，X连锁遗传病致病基因携带者孕妇，有习惯性流产史的孕妇，羊水过多的孕妇，夫妇之一有致畸因素接触史的孕妇，具有遗传病家族史又系近亲结婚的孕妇。

在遗传咨询的基础上，对高风险的妊娠进行产前诊断，如果确认为正常胎儿则继续妊娠至足月生产，如果确认胎儿患有一种遗传病则选择性流产，这是预防遗传病患者出生的有效手段。

3. 产前诊断主要的技术方法有：

(1) B超：安全无创，可检查胎儿的外部形态改变，如神经管缺陷、先天性唇/腭裂、先天性心脏病等。

(2) 羊膜穿刺：在B超的监视下，通过羊膜腔穿刺抽取羊水，培养胎儿脱落细胞，分析染色体或进行生化和基因检测。一般在妊娠16~20周进行。

(3) 绒毛取样法：在B超的监视下，用特制的取样器吸取绒毛。一般在妊娠7~9周进行。

(4) 脐带穿刺：在B超的监视下，经腹壁、子宫进入胎儿脐带抽取胎儿血液，取样最好在妊娠18周进行，常作为错过绒毛取样或羊水检查失败的补救措施。

(5) 胎儿镜检查：使用宫腔镜检查，但方法操作困难，并发症较多，目前不能广泛使用。

(6) 分离孕妇外周血中的胎儿细胞：无创性产前诊断方法，但需要用高灵敏的技术方法分析检测。

(7) 植入前诊断：在受精后6天胚胎着床前，通过显微操作技术取出一个细胞进行检测，将遗传病掌控在最早阶段，此方法尚处于探索阶段。

4. 基因诊断的特点：以特定基因为目标，检测基因的变化，特异性强；用微量样品即可进行诊断，灵敏度高；可以做到症状前诊断、产前诊断，临床意义较大；对DNA结构的检测不受发育阶段和表达组织特异性的限制。

(宫 磊)

第十三章 遗传病的治疗

本章学习要点

遗传病的治疗包括传统的手术治疗、药物治疗、饮食疗法以及正在发展的基因治疗。手术治疗主要包括手术纠正和器官移植两方面。药物治疗的原则是"补其所缺"、"去其所余",饮食疗法的原则是"禁其所忌"。

基因治疗是运用细胞与分子生物学技术来替代、修正或增强患者细胞中缺陷基因的功能,或抑制基因的过度表达,来治疗遗传性或获得性疾病。基因治疗的策略有基因修正、基因替代、基因增强、基因抑制和(或)基因失活等。基因转移是基因治疗的关键和基础。其转移途径主要有直接活体转移和回体转移。基因转移的方法可分为物理、化学和生物学等方法。成功的基因治疗必须具备的条件是:选择合适的疾病、掌握该病分子缺陷的本质、正常基因得到克隆、靶基因的有效表达、靶基因的有效调节以及存在可利用的动物模型。目前只有少数遗传病的基因治疗进入了临床试验阶段。基因治疗中存在三个亟待解决的问题:靶基因的持续表达、靶基因的高效表达以及安全性问题。

复习思考题

一、名词解释

1. 基因治疗(Gene Therapy)
2. 基因修正(Gene Correction)
3. 基因替代(Gene Replacement)
4. 基因增强(Gene Augmentation)

二、单项选择题

1. 给肝豆状核变性患者服用青霉胺的目的是(　　)。
   A. 禁其所忌　　　　B. 补其所缺　　　C. 去其所余
   D. 酶诱导治疗　　　E. 酶补充治疗

2. 给苯丙酮尿症患者喂哺低苯丙氨酸奶粉是属于（　　）。
   A. 禁其所忌　　　　　B. 补其所缺　　　　　C. 去其所余
   D. 酶疗法　　　　　　E. 维生素疗法
3. 世界上首例进行基因治疗的疾病是（　　）。
   A. 家族性高胆固醇血症　　　　B. ADA 缺乏症
   C. 囊性纤维化　　　　　　　　D. 乙型血友病
   E. α_1-抗胰蛋白酶血症
4. 我国首次进行基因治疗的疾病是（　　）。
   A. ADA 缺乏症　　　B. 甲型血友病　　　C. 囊性纤维化
   D. 乙型血友病　　　E. α_1-抗胰蛋白酶血症
5. 首例基因治疗所采用的载体和受体细胞是（　　）。
   A. 腺病毒载体和骨髓细胞　　　　B. 腺病毒载体和血管内皮细胞
   C. 腺病毒载体和肝细胞　　　　　D. 逆转录病毒载体和骨髓细胞
   E. 逆转录病毒载体和 T 淋巴细胞
6. 基因治疗中去除变异基因，并用有功能的正常基因取代变异基因的方法被称为（　　）。
   A. 基因修正　　　　B. 基因替代　　　　C. 基因增强
   D. 基因抑制　　　　E. 基因失活
7. 将野生型的 *p53* 基因导入肿瘤细胞的治疗方法属于（　　）。
   A. 基因修正　　　　B. 基因替代　　　　C. 基因增强
   D. 基因抑制　　　　E. 基因失活
8. 将携带有外源基因的重组病毒直接导入个体体内的转移途径被称为（　　）。
   A. 活体转移　　　　B. 回体转移　　　　C. 基因转化
   D. 基因输入　　　　E. 基因补偿
9. 目前临床试用的基因治疗遗传性疾病不包括（　　）。
   A. α_1-抗胰蛋白酶血症　　B. 囊性纤维化　　　C. 家族性高胆固醇血症
   D. 慢性肉芽肿　　　　E. 葡萄糖-6-磷酸脱氢酶缺乏症
10. 下列关于基因治疗的说法，错误的是（　　）。
    A. 需要保证克隆基因的有效表达
    B. 需要保证克隆基因进入靶细胞内能够得到有效调节
    C. 目前只有少数疾病进入临床试验阶段
    D. 目前仅限于对发病机制明了的单基因病的基因治疗
    E. 目前在技术上无法做到基因修正

三、不定项选择题

1. 对遗传病的药物治疗的原则是(　　)。
   A. 禁其所忌　　　B. 补其所缺　　　C. 症状前治疗
   D. 实时监测　　　E. 去其所余

2. 下列哪些治疗措施遵循"去其所余"的治疗原则：(　　)。
   A. 血浆置换或血浆过滤　　　B. 应用促排泄剂
   C. 利用代谢抑制剂　　　　　D. 平衡清除法
   E. 应用螯合剂

3. 将外源基因转移到靶细胞中的物理方法有(　　)。
   A. 直接注射法　　　B. 电穿孔法　　　C. 膜融合法
   D. 微粒子轰击法　　E. 同源重组法

4. 以逆转录病毒作为载体进行基因治疗所具有的优点是(　　)。
   A. 病毒基因容量较大,能够携带较大的基因片段
   B. 不会整合到宿主基因组中,减少了插入突变的危险
   C. 具有穿透细胞的能力,转染率高
   D. 宿主范围广泛
   E. 病毒基因和所载的外源基因都能有效表达

5. 以抑制基因表达为目的的基因治疗方法有(　　)。
   A. 反义寡核苷酸技术　B. 抑癌基因疗法　　C. 自杀基因疗法
   D. 基因替代治疗　　　E. RNA 干扰技术

6. 可以通过饮食控制来治疗的遗传病有(　　)。
   A. Huntington 舞蹈症　B. 苯丙酮尿症　　C. 半乳糖血症
   D. 白化病　　　　　　 E. Klinefelter 综合征

7. 按照"补其所缺"的原则,下列治疗正确的是(　　)。
   A. 给垂体性侏儒患者补充生长激素
   B. 给 Klinefelter 综合征患者补充雌激素
   C. 给先天性肾上腺皮质增生者补充类固醇激素
   D. 给先天性无丙种球蛋白患者补充丙种球蛋白制剂
   E. 给先天性乳清酸尿症患者补充尿苷

8. 遗传病的治疗包括(　　)。
   A. 基因结构的修饰与完善　　B. 基因转录水平的调控
   C. 蛋白质功能的改善　　　　D. 代谢水平上的调控
   E. 临床水平的治疗

9. 基因治疗的策略概括起来主要有（　　）。
   A. 基因修正　　　　B. 基因替代　　　　C. 基因增强
   D. 基因抑制　　　　E. 基因重组
10. 在评估某一疾病是否宜于进行基因治疗时需要考虑（　　）。
   A. 疾病的发病率　　　　　　　B. 疾病的严重程度
   C. 疾病对家庭和社会的影响　　D. 是否已掌握该病发病的分子基础
   E. 靶基因在转移后能否有效表达和调节

四、填空题

1. 对单基因病特别是先天性代谢病的内科治疗按_____、_____、_____的原则进行。
2. 对遗传病的手术治疗主要包括_____和_____两方面。
3. 基因治疗的策略主要有_____、_____、_____和_____。
4. 基因治疗根据靶细胞的类型可分为_____和_____两种。
5. 基因转移的途径有两类，一类是_____，另一类是_____。
6. 基因治疗中将目的基因转入受体细胞的方法可分为_____、_____、_____方法等。
7. 由_____介导的转录后基因沉默现象称为 RNA 干扰，主要引起_____的降解。
8. 转基因治疗存在的三个主要问题是_____、_____、_____。
9. 根据治疗时期不同，遗传病的药物治疗可分为_____、_____、_____等。

五、问答题

1. 遗传病治疗的策略有哪些？
2. 进行成功的基因治疗必须具备的条件是什么？
3. 简述遗传病治疗的主要方法。
4. 简述基因治疗的策略，基因治疗还有哪些亟待解决的问题？

参 考 答 案

一、名词解释

1. 基因治疗：运用重组 DNA 技术，将具有正常基因及其表达所需的序列导入

第十三章 遗传病的治疗

到病变细胞或体细胞中,以替代或补偿缺陷基因的功能,或抑制基因的过度表达,从而达到治疗疾病的目的。

2. 基因修正:通过特定的方法对突变的 DNA 进行原位修复,将致病基因的突变碱基序列纠正,而正常部分予以保留。

3. 基因替代:去除整个变异基因,用有功能的正常基因取而代之,使致病基因得到永久的更正。

4. 基因增强:将目的基因导入病变细胞或其他细胞,目的基因的表达产物可以补偿缺陷细胞的功能或使原有的功能得到加强。

二、单项选择题

1. C 2. A 3. B 4. D 5. E 6. B 7. C 8. A 9. E 10. D

三、不定项选择题

1. BE   2. ABCDE   3. ABD   4. CDE   5. AE   6. BC
7. ACDE   8. ABCDE   9. ABCD   10. ABCDE

四、填空题

1. 禁其所忌　去其所余　补其所缺
2. 手术矫正　器官和组织移植
3. 基因修正　基因替代　基因加强　基因抑制和(或)基因失活
4. 生殖细胞基因治疗　体细胞基因治疗
5. 直接活体转移　回体转移
6. 物理　化学　生物学
7. 双链 RNA　mRNA
8. 导入基因的持续表达　导入基因的高效表达　安全性问题
9. 出生前治疗　症状前治疗　临症治疗

五、问答题

1. 遗传病治疗的策略包括:① 针对突变基因的体细胞基因的修饰与完善;② 针对突变基因转录的基因表达调控;③ 蛋白质功能的改善;④ 在代谢水平上对代谢底物或产物的控制;⑤ 临床水平的内、外科治疗及心理治疗。

2. 成功的基因治疗必须具备的条件是:① 选择合适的疾病;② 掌握该病分子缺陷的本质;③ 正常基因得到克隆;④ 靶基因的有效表达;⑤ 靶基因的有效调节;⑥ 存在可利用的动物模型。

3. 遗传病的治疗有手术治疗、药物治疗、饮食疗法以及基因治疗。手术治疗主要包括手术纠正和器官移植两方面;药物治疗的原则是"补其所缺"、"去其所余",即补充机体所缺乏的生理性物质或排除体内过多的毒物、抑制毒物的生成;饮食疗法的原则是"禁其所忌",如对先天性代谢病,通过在饮食上控制底物或中间产物的摄入,减少代谢产物的堆积,以达到治疗的目的;基因治疗是运用细胞与分子生物学技术来替代、修正或增强患者细胞中缺陷基因的功能,或抑制基因的过度表达,来治疗遗传性或获得性疾病。

4. 基因治疗的策略有:基因修正、基因替代、基因增强、基因抑制和(或)基因失活等。根据靶细胞类型不同,基因治疗可分为生殖细胞基因治疗和体细胞基因治疗。目前只有少数遗传病的基因治疗进入了临床试验阶段,如腺苷脱氨酶(ADA)缺乏症、囊性纤维化、家族性高胆固醇血症等。基因治疗中存在三个亟待解决的问题:靶基因的持续表达、靶基因的高效表达以及安全性问题,而有关生殖细胞基因治疗一直是医学伦理学争论的焦点问题。

(宫 磊)

第十四章 遗传咨询

本章学习要点

遗传咨询又称"遗传商谈",是医生应用遗传学和临床医学的原理和方法,与咨询者讨论各种遗传学问题,并权衡利弊,给予婚姻、生育、预防等方面的医学指导。遗传咨询的目的是确定遗传病患者和携带者,预测再发风险,商谈预防措施,减少遗传病患者的出生。遗传咨询有婚前咨询、产前咨询、一般咨询等。遗传咨询的主要步骤为准确诊断、辅助性检查、确定遗传方式、再发风险的估计、提出对策和措施、随访和扩大咨询。遗传病再发风险是指曾生育过一个或几个遗传病患者,再生育该病患者的概率。新生儿筛查是对已出生的新生儿进行某些遗传病的症状前诊断。携带者筛查是针对群体中某种发病率高的遗传病,为预防该病的发生,采用实用、可靠的方法,在群体中筛出携带者,再进行婚育指导。出生前筛查通过产前诊断实现。优生学是研究使用遗传学的原理和方法,以改善人类遗传素质的科学。

复习思考题

一、名词解释

1. 遗传咨询(Genetic Counseling)
2. 再发风险(Recurrence Risk)
3. 新生儿筛查(Neonatal Screening)
4. 优生学(Eugenic Sciences)

二、单项选择题

1. 遗传咨询中属于医学方面内容的是(　　)。
   A. 判断某种疾病是否为遗传病　　B. 确定某种遗传病的遗传方式
   C. 对遗传病的预防　　D. 估计某种遗传病的再发风险率
   E. 对某种遗传病研究进展的叙述
2. 遗传咨询的对象一般不包括(　　)。

A. 正常个体 B. 有过致畸因素接触史的个体
C. 35 岁以上的高龄孕妇 D. 曾生过畸形儿或遗传病患者的夫妇
E. 有遗传病家族史的个体

3. 关于咨询医生在进行遗传咨询的过程中应注意的问题正确的是（　　）。
   A. 使用医学和医学遗传学专业用语，少用通俗语言
   B. 在推算遗传病再发风险时，医生必须做出"绝对"的答复
   C. 在协助咨询者决定今后的婚姻和生育问题时，不应强迫命令
   D. 劝咨询者不再生育
   E. 劝有遗传病的咨询者离婚

4. 一对夫妇已生育遗传病患者，丈夫为染色体易位的携带者，再次生育时再发风险高，在无产前诊断方法的情况下，可采取（　　）。
   A. 人工授精 B. 产前诊断 C. 冒险再次生育
   D. 借卵怀胎 E. 不再生育

5. 对一些危害严重、致残的遗传病，目前尚无有效疗法，再次生育时的再发风险很高，若无条件进行产前诊断，适宜采取的对策是（　　）。
   A. 遗传咨询 B. 出生后诊断 C. 人工授精
   D. 不再生育 E. 药物控制

6. 怀疑胎儿为无脑儿，且孕妇有先兆流产的倾向，此时宜采取（　　）。
   A. 超声扫描 B. 绒毛取样 C. 羊膜穿刺
   D. 胎儿镜检查 E. 染色体检查

7. 先证者症状较严重且难于治疗，再发风险高的遗传病，但先证者父母又迫切希望有一健康的孩子的情况下，宜采取（　　）。
   A. 产前诊断 B. 产前咨询 C. 遗传咨询
   D. 婚前咨询 E. 一般咨询

8. 常用血斑滤纸的提取液筛查的疾病是（　　）。
   A. 苯丙酮尿症 B. 半乳糖血症 C. 家族性甲状腺肿
   D. G6PD E. Gaucher 病

9. 常用嗜菌体抗性检测法筛查的疾病是（　　）。
   A. G6PD 病 B. 半乳糖血症 C. 苯丙酮尿症
   D. Gaucher 病 E. 甲状腺肿

10. 常用细菌抑制法筛查的疾病是（　　）。
    A. G6PD 病 B. 甲状腺肿 C. 苯丙酮尿症
    D. 半乳糖血症 E. Gaucher 病

11. 曾生育过一个或几个遗传病患者，再生育该病患者的概率，称为（　　）。

A. 再发风险　　　　B. 患病率　　　　C. 患病风险
D. 遗传概率　　　　E. 遗传风险

12. 遗传病按复发风险率的大小一般分为 3 类，下列哪类属于中度风险：（　　）。
A. 小于 0.1%　　　B. 5%～10%　　　C. 小于 5%
D. 小于 1%　　　　E. 大于 10%

13. 利用羊水细胞和绒毛细胞可进行的检查为（　　）。
A. 胎儿镜检查　　　B. 染色体核型分析　　C. 超声波检查
D. X 线摄片检查　　E. 筛查苯丙酮尿症

14. 用羊水上清液、羊水细胞、绒毛、脐带血、孕妇外周血中胎儿细胞、孕妇血清和尿液、受精卵、胚胎组织等标本进行的检查为（　　）。
A. 产前诊断　　　　B. 细胞计数　　　　C. 分离有害细胞
D. 分离母体细胞　　E. 进行产后预测

15. 利用孕妇外周血分离胎儿细胞属于（　　）。
A. 非创伤性产前诊断技术　　　　B. 创伤性产前诊断技术
C. 创伤性很大的产前诊断技术　　D. 脐带穿刺术同类技术
E. 分离母体细胞技术

16. 在遗传病的预防工作中最有意义的是（　　）。
A. 产前诊断　　　　B. 症状前诊断　　　C. 现症病人诊断
D. 基因诊断　　　　E. 临床诊断

17. 应用遗传学原理和方法以改善人类遗传素质的科学为（　　）。
A. 优生学　　　　　B. 优育学　　　　　C. 优教学
D. 遗传学　　　　　E. 优化学

三、不定项选择题

1. 有下列哪些情况之一者，应进行遗传咨询：（　　）。
A. 本人或家庭成员中具有遗传病或先天畸形或确定为遗传缺陷携带者的个体
B. 原发不育或有原因不明的习惯性流产、早产、死产和死胎史的夫妇
C. 高龄孕妇、怀孕后羊水过多或过少的孕妇和孕早期有致畸因素接触者
D. 近亲结婚的夫妇及后代和行为发育不正常的个体
E. 不明原因智力低下的个体及家庭中其他成员有智力低下者

2. 判断某一种疾病是否为遗传病或属于哪一类遗传病时，应考虑以下哪几点：（　　）。

A. 表型模拟　　　　　　　　B. 遗传异质性
C. 不规则显性、延迟显性　　D. 新发突变
E. 能否进行产前诊断和治疗

3. 遗传咨询的种类有(　　)。
   A. 婚前咨询　　　B. 有妇科病的咨询　　C. 有心理障碍的咨询
   D. 产前咨询　　　E. 一般咨询

4. 遗传咨询医师必须具备什么素质才能承担这一工作:(　　)。
   A. 对遗传学的基本理论、原理、基本知识有全面的认识与理解
   B. 对遗传病患者及其家属在咨询商谈的过程中热情、耐心等
   C. 能熟练运用遗传学理论对各种遗传病进行病因分析
   D. 掌握某些遗传病的群体资料
   E. 掌握诊断各种遗传病的基本技术

5. 遗传咨询的主要步骤包括(　　)。
   A. 准确诊断　　　　　B. 随访和扩大咨询　　C. 确定遗传方式
   D. 对再发风险的估计　E. 提出对策和措施

6. 一对夫妻,妻子有过3次自发性流产,夫妇俩的核型分别为46,XX 和 45, XY,-21,-21,+t(21q;21q),他们渴望有一个孩子,你可提供的咨询意见有(　　)。
   A. 妻子再次怀孕后检查羊水细胞核型
   B. 妻子再次怀孕后胎儿做超声扫描
   C. 妻子再次怀孕后做羊水造影
   D. 妻子再次怀孕后做羊水 AFP 测定
   E. 人工授精或领养一个孩子

7. 我国目前列入新生儿筛查的疾病有(　　)。
   A. PKU　　　　　　B. SARS　　　　　　C. 家族性甲状腺肿
   D. 非细菌感染　　　E. G6PD

8. 遗传病的预防主要抓下列哪些环节:(　　)。
   A. 婚前　　　　　　B. 孕前　　　　　　C. 产前
   D. 携带者检出前　　E. 基因诊断前

9. 遗传携带者包括(　　)。
   A. 隐性遗传病的杂合子　　　　B. 显性遗传病的未外显者
   C. 表型尚正常的迟发外显者　　D. 染色体平衡易位携带者
   E. 染色体倒位携带者

10. 优生学的两个任务是(　　)。

A. 降低不良遗传素质　B. 增加优良遗传素质　C. 优育
D. 优生　　　　　　　E. 优教

四、填空题

1. 遗传咨询的种类分为_____、_____、_____。
2. 遗传咨询的主要步骤分为_____、_____、_____、_____和_____。
3. 遗传病_____的估计是遗传咨询的核心内容。
4. 新生儿筛查的筛查材料一般用_____。
5. 携带者是指表型正常但带有致病遗传物质的个体,包括_____、_____和_____。
6. 优生学的目的是使人类能够获得_____和_____的后代。

五、问答题

1. 什么是遗传咨询?遗传咨询的意义是什么?
2. 简述携带者含义及意义。
3. 一对表型正常的年轻夫妇,女方曾做过染色体检查为 13/14 染色体平衡易位携带者,现已怀孕 40^+ 天,从优生的角度,请问现在应做何检查?胎儿的核型可能如何?应采取怎样的措施?
4. 一对夫妇,丈夫的核型为 45,XY,−13,−13,+t(13q;13q),妻子的核型为 46,XX,其妻子已两次自发性流产,他们很希望有个孩子,你对他们提出哪种或哪些咨询意见?
5. 一对夫妇生过一个苯丙酮尿症患者,现妻子再次怀孕,要求做产前诊断,妇产科与临床生化室合作,做胎儿羊水细胞 DNA 经内切酶 $MspI$ 消化,苯丙氨酸羟化酶 cDNA 探针杂交,得 DNA 多态性如下:

Kb	父	母	患者	胎儿
23.0	—	—		—
19.0	—	—	—	

据此,你认为该胎儿将为何种基因型?请你对他们提出咨询意见。

参 考 答 案

一、名词解释

1. **遗传咨询**:又称遗传商谈,是由咨询医生应用遗传学和临床医学的基本原理,与咨询者(遗传病患者或其家属)就其家庭中所发生的遗传病进行商谈的过程。

2. 再发风险:指曾生育过一个或几个遗传病患者,再生育该病患者的概率,是遗传咨询的核心内容。

3. 新生儿筛查:对已出生的新生儿进行某些遗传病的症状前诊断,以预防和治疗某些遗传病。

4. 优生学:研究使用遗传学的原理和方法,以改善人类遗传素质的科学,目的是使人类能够获得体质健康、智力优秀的后代。

二、单项选择题

1. C　2. A　3. C　4. A　5. D　6. A　7. A　8. C　9. B　10. C
11. A　12. B　13. B　14. A　15. A　16. A　17. A

三、不定项选择题

1. ABCDE　2. ABCD　3. ADE　4. ABCDE　5. ABCDE　6. E
7. ACE　8. ABC　9. ABCDE　10. AB

四、填空题

1. 婚前咨询　产前咨询　一般咨询

2. 准确诊断　确定遗传方式　再发风险的估计　提出对策和措施　随访和扩大咨询

3. 再发风险

4. 静脉血或尿

5. 携带隐性致病基因表型正常的个体　携带有显性致病基因的顿挫型或迟发个体　染色体平衡易位或倒位的个体

6. 体质健康　智力优秀

五、问答题

1. 遗传咨询是由临床医生和遗传学工作者解答遗传病患者及其家属提出的有关遗传性疾病的病因、遗传方式、诊断、治疗及预防等问题,估计患者的子女再患某病的概率,并提出建议及指导,以供患者及其亲属参考。

遗传咨询的意义在于减轻患者身体和精神上的痛苦,减轻患者及亲属的心理压力,帮助他们正确对待遗传病,了解发病概率,采取正确的预防、治疗措施;降低人群遗传病的发生率,降低有害基因的频率及减少传递机会。

2. 携带者就是表型正常但带有异常遗传物质的个体,包括隐性遗传病的杂合子、显性遗传病的未外显者、染色体平衡易位的个体、倒位染色体的携带者等。携带者本身的表型是正常的，但他们却可以将有害基因或异常染色体传递下去，当他们生育后代时便可能有患者出现。因此检出携带者是非常必要的，对预防遗传病有着重要意义。

3. 应做羊水染色体检查，胎儿核型可能为正常 46,XX(XY)、13/14 易位携带者 45,XX(XY),－13,－14,＋t(13q;14q)、易位型 13 三体 46,XX(XY),－13,＋t(13q;13q)；易位型 14 三体未发现，13、14 单体型也未见报道，即便出现也多流产。

4. 由于丈夫基本不能产生正常精子，建议其：① 节育；② 进行人工授精；③ 领养子女。

5. 正常基因型，继续正常妊娠。

（杜少陵）

附录 染色体分析报告单

姓名：

性别：

年龄：

送检标本：

```
 ─     ─       ─              ─       ─
 1     2       3              4       5

 ─     ─    ─     ─     ─     ─     ─
 6     7    8     9    10    11    12

 ─     ─    ─            ─    ─    ─
13    14   15           16   17   18

 ─     ─                 ─
19    20                21    22    X   Y
```

分析结果：

分析者：_____   报告日期：_____年____月____日

参 考 文 献

[1] 王修海,单长民,杨康鹃. 医学遗传学实验指导[M]. 2版. 北京:科学出版社,2008.
[2] 左 . 医学遗传学学习指导与习题集[M]. 2版. 北京:人民卫生出版社,2008.
[3] 傅松滨. 医学遗传学学习指导与习题集[M]. 北京:人民卫生出版社,2007.
[4] 金帆. 医学遗传学实验和学习指导[M]. 杭州:浙江大学出版社,2005.
[5] 税青林. 医学遗传学学习指导:医学课程学习纲要与强化训练[M]. 北京:科学出版社,2009.

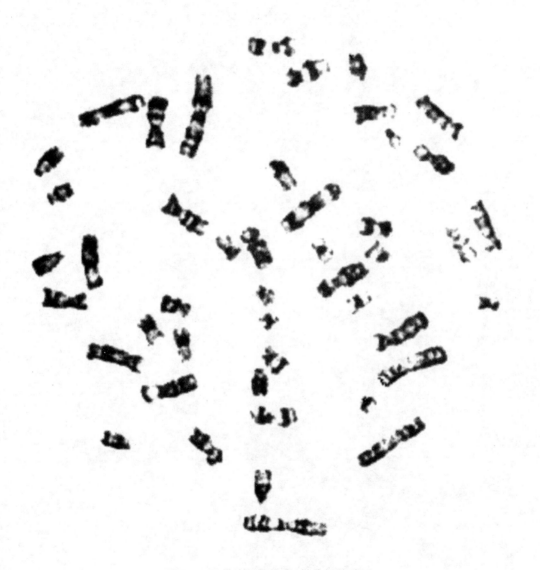

附图　G显带染色体核型（供分析剪贴用）